Achtsamkeit üben

Ratgeber zur Reihe Fortschritte der Psychotherapie
Band 40

Achtsamkeit üben

Prof. Dr. Johannes Michalak, Dipl.-Psych. Petra Meibert,
Prof. Dr. Thomas Heidenreich

Johannes Michalak
Petra Meibert
Thomas Heidenreich

Achtsamkeit üben

Hilfe bei Stress, Depression, Ängsten und häufigem Grübeln

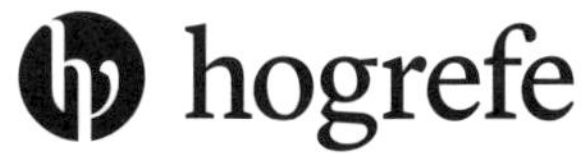

Prof. Dr. Johannes Michalak, geb. 1967. Seit 2014 Inhaber des Lehrstuhls für Klinische Psychologie und Psychotherapie an der Universität Witten/Herdecke.

Dipl.-Psych. Petra Meibert, geb. 1959. Seit 1990 als Psychotherapeutin in freier Praxis tätig und seit 2016 Leitung des Achtsamkeitsinstituts Ruhr in Essen, gemeinsam mit Jörg Meibert und Johannes Michalak.

Prof. Dr. Thomas Heidenreich, geb. 1966. Seit 2006 Professur an der Fakultät Soziale Arbeit, Gesundheit und Pflege der Hochschule Esslingen.

Bibliografische Information der Deutschen Nationalbibliothek
Die Deutsche Nationalbibliothek verzeichnet diese Publikation in der Deutschen Nationalbibliografie; detaillierte bibliografische Daten sind im Internet über http://dnb.dnb.de abrufbar.

Hogrefe Verlag GmbH & Co. KG
Merkelstraße 3
37085 Göttingen
Deutschland
Tel. +49 551 999 50 0
Fax +49 551 999 50 111
verlag@hogrefe.de
www.hogrefe.de

Umschlagabbildung: assalve © iStock.com by Getty Images
Satz: Matthias Lenke, Weimar
Druck: Media-Print Informationstechnologie, Paderborn
Printed in Germany
Auf säurefreiem Papier gedruckt

1. Auflage 2018

(E-Book-ISBN [PDF] 978-3-8409-2676-1; E-Book-ISBN [EPUB] 978-3-8444-2676-2)
ISBN 978-3-8017-2676-8
http://doi.org/10.1026/02676-000

Inhalt

Vorwort

Historisch gesehen finden sich Menschen in Mitteleuropa in einer ungewöhnlich stabilen und friedlichen Situation: Not, Hunger und Krieg, die in anderen Teilen der Welt bis heute tragischerweise häufig vorkommen und die auch in Mitteleuropa frühere Generationen sehr beeinträchtigt haben, gehören in der heutigen Zeit nur für eine Minderheit von Menschen zu ihrem Alltag. Auch wenn Benachteiligung und Diskriminierung für viele Menschen auch heute noch von Bedeutung sind, sind die materiellen Bedürfnisse der meisten Menschen gedeckt. Vor diesem Hintergrund mag es erstaunlich erscheinen, dass psychische Belastungen für viele Menschen eine sehr große Rolle spielen. Psychische Beschwerden beziehen sich häufig auf Gefühle der Überlastung und des Gestresstseins. Sie finden sich in unterschiedlichen Schweregraden – vom Zustand des phasenweisen Gestresstseins oder der Tendenz zum Grübeln bis hin zu psychischen Störungen wie Ängsten und Depressionen.

Wie kann es in einer Zeit relativer Sicherheit und Stabilität dazu kommen, dass viele Menschen zum Teil erheblich unter diesen genannten Belastungen leiden? Es ist sehr unwahrscheinlich, dass einzelne Faktoren dieses Leiden vollständig erklären können – bekannt ist beispielsweise, dass Menschen in prekären Verhältnissen (z. B. Arbeitslosigkeit, alleinerziehende Eltern) besonders häufig betroffen sind. Neben diesen – ausschließlich politisch zu beeinflussenden – sozialen Faktoren scheinen jedoch auch psychologische Faktoren eine erhebliche Rolle zu spielen: Die neuere Forschung hat beispielsweise überzeugende Hinweise dazu geliefert, dass häufig gerade die Mittel und Wege, mit denen aus Sicht der Betroffenen ein bestimmtes psychisches Problem, wie z. B. Depression oder Ängstlichkeit, überwunden werden soll, dieses aufrechterhalten.

Hinweis: Versuche, sich aus Problemen „herauszugrübeln", verschlimmern diese häufig

Wenn ich etwa versuche, den Dingen, die mich belasten, „auf den Grund zu gehen" kann dies einerseits zu hilfreichen Einsichten führen, die eine erfolgreiche Veränderung bewirken können. Der Versuch, Dingen auf den Grund zu gehen, kann aber auch fruchtlose Grübelspiralen in Gang setzen, die zu einer Aufrechterhaltung von Depressionen oder Ängsten beitragen können und dazu, dass aus belastenden Gefühlen, die phasenweise auftreten, dauerhafte psychische Störungen werden.

So vielschichtig die Ursachen für ein verstärktes Erleben von Stress, Ängsten, depressiven Verstimmungen und häufigem Grübeln sein mögen so komplex sind sicherlich die Möglichkeiten, diese günstig zu beeinflussen. Neben einer sozialen Unterstützung betroffener Menschen in schwierigen Lebenssituationen wurde eine Reihe psychologischer Methoden entwickelt, die Menschen helfen können mit Belastungen umzugehen. Im Zentrum dieses Ratgebers steht eine dieser Methoden, die in jüngerer Zeit sehr erfolgreich dazu eingesetzt wurde, Menschen bei der Bewältigung der genannten Probleme zu unterstützen und für die eine Vielzahl wissenschaftlicher Wirkungsnachweise vorliegt. Wir wollen Ihnen in diesem Buch das Prinzip der Achtsamkeit vorstellen und nahebringen, in der Hoffnung, dass Sie es bei der Bewältigung Ihrer psychischen Belastungen nutzen können.

An wen wendet sich dieser Ratgeber?

Dieser Ratgeber wendet sich an alle Menschen, die schon mehrfach an depressiven Schüben gelitten haben und akut nicht depressiv sind. Aber auch an Menschen, die unter chronischen Ängsten leiden oder an einer immer wiederkehrenden, chronischen Unzufriedenheit verbunden mit dem Gefühl, nur noch zu funktionieren, aber nicht wirklich lebendig zu sein.

Wir möchten Ihnen hier einen Weg aufzeigen, mit dessen Hilfe sie aktiv etwas tun können, um mit schwierigen Gefühlszuständen anders umzugehen sowie den Teufelskreis der Hilflosigkeit angesichts automatisierter, depressiver Rückfälle oder Angstzustände zu durchbrechen. Wir möchten an dieser Stelle auch bereits darauf hinweisen, dass es häufig sehr hilfreich ist, sich für den Weg der Achtsamkeit Unterstützung zu suchen. Hinweise zu Unterstützungsmöglichkeiten werden wir Ihnen im weiteren Verlauf des Buches geben.

Hinweis: Achtsamkeit kann dabei helfen, Vermeidungstendenzen und die Tendenz zu grübeln, die häufig zu psychischen Schwierigkeiten führen, zu verändern

Viele Menschen neigen dazu

1. über emotionale Probleme zu *grübeln* und sich zu viele Sorgen bezüglich der Vergangenheit oder Zukunft zu machen.
2. Gepaart ist dies häufig mit der Tendenz, unangenehme Erfahrungen, Erinnerungen oder Gedanken und Gefühle zu *vermeiden* oder zu verleugnen.

Die Einübung von Achtsamkeit kann dabei helfen, sich dieser beiden grundlegenden psychischen Tendenzen, die bei vielen Menschen immer wieder ungewollt zu einer Depression oder anderen emotionalen Problemen führen, bewusst zu werden. Zudem kann durch Achtsamkeit schrittweise geübt werden, alternative Wege des Umgangs mit diesen Tendenzen zu erlernen.

Sie müssen jedoch nicht ernsthaft erkrankt sein, um das Üben von Achtsamkeit hilfreich zu finden. Sie können auch von den Anregungen in diesem Ratgeber und von den vorgestellten Übungen profitieren, wenn Sie unter stressbedingten Unruhezuständen leiden oder einfach das Gefühl haben, dass Sie mehr Zugang zu einer tieferen Lebendigkeit und Unmittelbarkeit in Ihrem Leben finden möchten oder wenn Sie erfahren wollen, was Achtsamkeit eigentlich ist und wie sie helfen kann, das Leben zu bereichern.

Was ist, wenn ich akut in einer Depression stecke? Kann ich dann trotzdem Achtsamkeit üben? Es gibt mittlerweile Hinweise darauf, dass das Üben von Achtsamkeit auch für Menschen hilfreich sein kann, die gerade akut depressiv sind. Aber, wenn es Ihnen im Moment wirklich sehr schlecht geht und wenn Ihnen die nötige Konzentration, die Sie für die Übungen aufbringen müssen, gerade nicht zur Verfügung steht, dann seien Sie gut zu sich selbst. Setzen Sie sich nicht unter Druck. Es mag vielleicht jetzt nicht die richtige Zeit sein, mit dem Erlernen einer neuen Methode zu beginnen. Es kann in einer solchen Situation eher ein Akt der Selbstfürsorge sein, zu warten, bis es Ihnen wieder ein wenig besser geht und Sie sich stabiler fühlen. Vergegenwärtigen Sie sich immer wieder, dass der Zustand, in dem Sie sich jetzt befinden, Teil Ihrer Erkrankung ist und sich (früher oder später) auch wieder verändern wird. Wenn Sie sich doch entscheiden, in einer solchen Phase mit dem Üben zu beginnen, dann tun Sie es ganz behutsam und jeweils nur für einige Minuten, so lange Sie es gut vermögen. Erwarten Sie nicht zu viel von sich, gehen Sie so freundlich wie möglich mit sich um und bleiben Sie doch dran, so gut es geht.

Aufbau des Ratgebers

In diesem Ratgeber finden Sie zuerst einige Informationen zu Stress, Depression und Angststörungen. Unsere Hinweise dazu, was diese Zustände charakterisiert, sollen Ihnen eine Möglichkeit geben, zu schauen, ob Sie vielleicht unter einer solchen Störung leiden. Darüber hinaus werden wir Ihnen einige Informationen zur Entstehung solcher Störungen geben.

Den Schwerpunkt dieses Bandes stellt dann das Thema Achtsamkeit dar. Wir werden Erläuterungen zu den Hintergründen von Achtsamkeit und ihren Wurzeln geben, und Ihnen Hinweise geben, wie man selbst Achtsamkeit üben kann und was es bewirkt, wenn man achtsamer ist.

Konkret werden wir uns auch der Frage zuwenden, wie Achtsamkeit helfen kann, mit schlechten Stimmungen, häufigem Grübeln, Ängsten und Depressionen anders umzugehen und wie Sie einen Rückfall in depressives Erleben vermeiden oder abschwächen können.

Wenn Sie Achtsamkeit üben, können Sie eine neue Sichtweise auf sich und Ihr Leben gewinnen. Sie können wieder Zugang zu positiven Kräften in Ihrem Leben finden, zu mehr Lebendigkeit, Lebensfreude und Kraft sowie Erkenntnissen über die Hintergründe und aufrechterhaltenden Mechanismen Ihrer Schwierigkeiten. Dieser Weg ist aber nicht immer einfach und es gibt auch Zeiten, in denen Sie vielleicht das Gefühl haben, dass sich nichts wirklich Entscheidendes für Sie ändert oder dass Sie „nicht weiter kommen". Manchmal kann man auf diesem Weg sogar vorübergehend das Gefühl haben, es gehe einem schlechter als zuvor. Das hat häufig damit zu tun, dass durch das Üben von Achtsamkeit das Bewusstsein für alle Facetten des Lebens und der individuellen Erfahrung wächst, somit also nicht nur für das Gute, sondern auch für das Schwierige. All dies sind Erfahrungen, die Menschen machen, die Achtsamkeit üben. Wie man mit solchen Erfahrungen freundlich und milde umgehen kann, anstatt sich selbst zu verurteilen, auch dazu finden Sie Hinweise in diesem Ratgeber.

Eine Anmerkung möchten wir an dieser Stelle allerdings noch machen: Wenn wir ein Buch über Achtsamkeit schreiben und den Beitrag von Achtsamkeit zur Reduzierung von Stress und psychischem Leiden erörtern möchten, stehen wir vor einem Dilemma. Das Medium eines Buches sind die Worte, die *Erfahrung* von Achtsamkeit aber kann man nicht allein mit Worten vermitteln. Wenn wir Ihnen den Geschmack einer wunderbar süß schmeckenden Frucht in allen Einzelheiten beschreiben, dann wissen Sie immer noch nicht, wie diese Frucht tatsächlich schmeckt. Und Sie wissen auch noch nicht, wie es auf Sie ganz persönlich wirkt, wenn Sie diese Frucht essen. Insofern ist das vorliegende Buch dazu gedacht, Ihnen einen Überblick zu geben und eine Idee davon zu vermitteln, was gemeint ist, wenn wir von Achtsamkeit sprechen, wie man sie üben und unterstützend im Alltag einsetzen kann. Wenn Sie sich von den hier dargebotenen Ideen angesprochen fühlen, laden wir Sie ein, mit der Haltung und Übung von Achtsamkeit zu experimentieren. Wir laden Sie ein, Ihre eigenen Erfahrungen zu machen und herauszufinden, was Ihnen gut tut und hilft und wo Ihre persönlichen Grenzen liegen. Dazu werden wir Ihnen in diesem Buch auch Anregungen geben. Sie selbst sind der Experte bzw. die Expertin für Ihr Leben und Ihre Erfahrungen und Sie wissen am besten, was Ihnen gut tut oder Sie können es herausfinden. Achtsamkeit kann Ihnen helfen, diese Fähigkeit auszubauen und zu stabilisieren. Wenn Sie nach einiger Zeit spüren, dass Achtsamkeit Ihnen Erleichterung und einen besseren Umgang mit Schwierigem ermöglicht und Sie das Gefühl haben, dass das Üben von Achtsamkeit für Sie hilfreich ist, dann sollten Sie möglichst eine regelmäßige Übungspraxis in Ihren Alltag einbauen. Wie das geht und warum dies hilfreich ist, darauf gehen wir im Verlaufe dieses Ratgebers ein.

Wenn Sie alleine nicht klarkommen und professionelle Hilfe benötigen, kann das Lesen dieses Ratgebers auf keinen Fall ein Ersatz für eine notwendige medizinische oder psychotherapeutische Behandlung sein. Scheuen Sie sich in diesem Fall nicht, professionelle Hilfe in Anspruch zu nehmen.

Witten, Essen und Esslingen, im März 2017

J. Michalak, P. Meibert und *T. Heidenreich*

1 Wie äußern sich Depressionen und Ängste, wie entstehen sie und wodurch werden sie aufrechterhalten?

Phasen des Stresses und der Niedergeschlagenheit, Ängste und das Auftreten von körperlichen Beschwerden gehören zum Leben dazu. Die meisten von uns kennen solche mehr oder weniger langandauernden leidvollen Zustände. Sie gehören zur *Conditio humana*, also zu unserem Schicksal als Menschen. In schwierigen Phasen unseres Lebens, also wenn es berufliche oder finanzielle Probleme gibt, wenn Konflikte in Beziehungen auftreten oder wenn wir oder jemand in unserer Umgebung erkranken, können diese Zustände auch länger andauernd sein und uns über eine gewisse Zeit hinweg begleiten. Manche uns ungünstig erscheinende Veränderungen, seien sie körperlicher Natur oder bezüglich unserer Lebenssituation, sind möglicherweise auch nicht mehr rückgängig zu machen und beeinflussen unsere Leben permanent.

Die Frage ist nun, wie wir im Angesicht solcher häufig unvermeidlich mit dem Leben verbundenen Schwierigkeiten, nicht durch unseren Umgang mit diesen Schwierigkeiten, das Leid noch weiter vertiefen. Und wie können wir es schaffen, mit dem, was trotz aller Schwierigkeiten noch intakt und positiv in unserem Leben ist, in Kontakt zu bleiben oder diesen wieder zu bekommen?

Die Psychologie hat zu diesen Fragen in den letzten Jahrzehnten intensiv geforscht. Ein wichtiger Faktor zur guten Bewältigung von Herausforderungen ist sicherlich die Unterstützung durch das soziale Umfeld. Dabei ist es wichtig, ob eine Person selbst die Menge und Qualität der Unterstützung durch Freunde, Verwandte oder auch professionale Hilfeleister als ausreichend empfindet. In Phasen von Belastungen (aber natürlich nicht nur in diesen) ist es also von Bedeutung, auf ein soziales Netz zurückgreifen zu können bzw. sich ein solches Netz (geduldig) aufzubauen, das einen emotional und auch praktisch unterstützen kann.

Die Forschung hat aber auch gezeigt, dass in Phasen der Belastung nicht nur das soziale Netz, auf welches man zurückgreifen kann, eine wichtige Rolle spielt, sondern auch der innere Umgang mit Schwierigkeiten einen entscheidenden Einfluss hat. Ein Faktor, der in den letzten Jahren sehr eingehend untersucht wurde, ist die Tendenz vieler Menschen, mit Schwierigkeiten in einer grüblerischen Art und Weise umzugehen.

Hinweis: Grübeln gilt als wichtiges Kennzeichen von Depressionen

Unter Grübeln wird die Tendenz verstanden in selbstfokussierter Weise über Ursachen und Konsequenzen der eigenen Stimmung nachzudenken. Selbstverständlich kann es sinnvoll sein, sich über seine Probleme, auch über seine Stimmung, Gedanken zu machen und Lösungen für Probleme zu suchen. Mit Grübeln ist dagegen aber ein unproduktiver Vergleich der aktuellen Stimmung oder des aktuellen Zustands mit einem wünschenswerten Zustand gemeint.

Beim Grübeln stelle ich mir beispielweise immer wieder die Frage, warum andere besser mit Schwierigkeiten umgehen können oder gar nicht so häufig in Schwierigkeiten geraten wie ich selber. Oder ich stelle mir die Frage, welche Auswirkungen meine Niedergeschlagenheit, meine Ängste oder mein körperlicher Zustand auf meinen Beruf oder mein Familienleben haben könnten, oder ich denke permanent daran, wie schlimm es doch ist, dass ich nicht mehr so fit, fröhlich, gelassen oder kreativ bin wie vor 5 Jahren. Selbstverständlich kennen die meisten von uns solche Phasen des Grübelns. Aber bei Menschen, die stark zum Grübeln neigen und nur schwer aus diesem Wiederkäuen von Gedanken aussteigen können, ist die Anpassung an äußere und innere Schwierigkeiten häufig besonders erschwert.

So hat die Forschung beispielsweise gezeigt, dass Grübeln die depressive Stimmung verlängert, die Konzentration und Aufmerksamkeit stört, zum Gefühl von Entfremdung in der sozialen Umgebung führen kann, aktives Problemlösen erschwert, zu übersteigerter Einschätzung der Problemschwere beiträgt und die Wahrscheinlichkeit, mit der klinische Depressionen auftreten, voraussagt.

Wenn Grübeln solche negativen Auswirkungen hat, stellt sich natürlich die Frage, warum Menschen überhaupt Grübeln. Eine besondere Bedeutung scheinen hier sogenannte „Meta-Kognitionen“ bzw. „Meta-Gedanken“ zu haben.

Hinweis: Meta-Gedanken

Meta-Gedanken: sind Gedanken, die sich Menschen zu ihren Gedanken machen, also Gedanken über Gedanken. Speziell sind hier Gedanken gemeint, die die Einstellung gegenüber dem Grübeln repräsentieren.

Solche Meta-Gedanken in Bezug auf das Grübeln müssen nicht immer bewusst sein, sondern können so automatisch ablaufen, dass Menschen sie für selbstverständlich halten. Typische Meta-Gedanken von Menschen, die zum Grübeln neigen, sind: „Das Grübeln wird mir helfen, meine Probleme besser zu verstehen"; „Durch intensives Nachdenken verstehe ich mich besser" oder „Wenn ich viel über meine Probleme nachdenke, kann ich besser einen Ausweg aus diesen finden". Dies sind „positive" Meta-Gedanken. Positiv meint hier, dass sie die Tendenz erhöhen, mit dem Grübeln zu beginnen und lange dabei zu verweilen, weil sie das Grübeln als potenziell nützlich erscheinen lassen.

Ist es einmal zur Aktivierung des grüblerischen Gedankenkarussells gekommen, verändert sich allerdings häufig die Bewertung des Grübelns: Je länger es anhält oder je häufiger es sich wiederholt, desto stärker treten negative Meta-Gedanken in den Vordergrund. Negativ meint hier, dass diese Gedanken die potenziell schädlichen Auswirkungen des Grübelns betonen. Beispiele für solche negativen Metagedanken sind: „Ich kann mich vor lauter Grübelgedanken gar nicht mehr konzentrieren"; „Ich kann das Grübeln nicht stoppen" oder „Wenn ich weiter so viel grüble, werde ich als psychisches Wrack enden". Diese Meta-Gedanken führen dazu, dass Menschen sich Sorgen über das Grübeln machen und sich Gefühle von Hilflosigkeit intensivieren. Auch verhindern diese Meta-Gedanken, dass man versucht, das Grübeln zu unterbrechen. Darüber hinaus wird die Aufmerksamkeit durch das Grübeln auf negative Aspekte der Situation oder des eigenen Zustands gelenkt, was wiederum die negative Stimmung verstärkt.

Ein ganz ähnliches Phänomen, das sich Sorgen machen, findet sich häufig auch bei Stress oder bei Ängsten. Im Gegensatz zum Grübeln, das häufig eher vergangenheitsorientiert ist, kreisen die gedanklichen Schleifen beim Sorgen häufig um zukünftige Ereignisse. Beispiele dafür sind: „Wie soll ich die Prüfung bloß bewältigen?"; „Was ist, wenn dieses unangenehme Gefühl im Magen ein Zeichen für eine ernsthafte Erkrankung ist?"; „Wie wird meine finanzielle Situation im kommenden Jahr sein?". Auch hier gilt wieder, dass ein Nachdenken über die Zukunft an sich eine wertvolle menschliche Fähigkeit ist und dass das Sich-Sorgen ein Phänomen ist, dass fast alle Menschen kennen. Allerdings kann sich diese an sich positive Fertigkeit aber auch ins Negative wenden, wenn ich immer wieder automatisch in solche Gedankenschleifen hereingerate und das Gefühl habe, aus diesen nicht mehr aussteigen zu können. Das ständige Sich-Sorgen erhöht Stress und Ängste. Wenn Menschen sich ständig Sorgen machen verlieren sie den Kontakt zum Hier-und-Jetzt (mit allen seinen Nicht-Sorgen-Aspekten) und ihr Bewusstsein ist vor allem auf die negativen zukünftigen Szenarien fokussiert.

Hinweis: Achtsamkeit soll helfen, aus dem Grübeln und Sich-Sorgen auszusteigen

Ein wichtiges Ziel der Übung von Achtsamkeit ist nun, solche Zustände, in denen wir uns ständig Gedanken machen oder grübeln und in die wir häufig wie automatisch hereingezogen werden, zu erkennen und zu lernen, aus diesen auszusteigen und wieder in lebendigen Kontakt mit der Gegenwart zu treten, also mit dem eigentlichen Leben, welches ja nur im Hier-und-Jetzt stattfindet.

1.1 Kernsymptome der Depression und Angst

Von der Übung von Achtsamkeit können sehr unterschiedliche Menschen profitieren. Positive Effekte zeigen sich sowohl bei Menschen *ohne* und *mit* psychische oder körperliche Störung (siehe auch Kapitel 5). Im ersten Fall kann sich die Übung von Achtsamkeit günstig auf den Umgang mit Stress und Belastungen auswirken. Bei Menschen mit psychischen Störungen kann achtsamkeitsbasierte Therapie zu einer deutlichen Verbesserung ihrer Symptomatik führen (siehe Kapitel 5). Im Folgenden wollen wir Ihnen kurz die Kernsymptome von Depressionen und Angststörungen vorstellen, damit Sie abschätzen können, in wieweit Sie selber von einer solchen Störung betroffen sein könnten.

1.1.1 Depressive Störungen

Traurigkeit, Niedergeschlagenheit und Phasen von Antriebsarmut kennen viele Menschen. Von Depression im Sinne einer psychischen Störung wird aber nur dann gesprochen, wenn die Symptome so schwer und/oder langanhaltend sind, dass sie zu deutlichem Leiden und Einschränkungen im beruflichen und/oder sozialen Bereich führen. Im Kern sind depressive Störungen dadurch gekennzeichnet, dass die Betroffenen über einen längeren Zeitraum unter trauriger Stimmung oder dem Gefühl der inneren Leere leiden. Im DSM-5, dem international wichtigsten Diagnosesystem für psychische Störungen, werden unterschiedliche Arten von depressiven Störungen beschrieben.

Am meisten verbreitet – und häufig mit sehr deutlichen Beeinträchtigung der sozialen und/oder beruflichen Leistungsfähigkeit verbunden – ist die *Major Depression*. Eine Major Depression liegt dann vor, wenn mindestens fünf der folgenden Symptome über einen Zeitraum von mindestens zwei Wochen auftreten:

1. Die depressive Stimmung ist fast den ganzen Tag über und an fast allen Tagen vorhanden;
2. Betroffene haben ein vermindertes Interesse oder Freude an fast allen Aktivitäten, die ihnen früher Freude bereitet haben;
3. Es liegt ein bedeutsamer Gewichtsverlust oder eine bedeutsame Gewichtszunahme vor oder der Appetit ist deutlich vermindert oder gesteigert;
4. Es kommt zu Schlafstörungen oder zu einem übermäßigen Schlafbedürfnis an fast allen Tagen;
5. Es liegt eine psychomotorische Erregung (z. B. Unfähigkeit, still zu sitzen) oder Verlangsamung vor, die von außen beobachtbar ist;
6. Müdigkeit oder Energieverlust;
7. Betroffene haben ein Gefühl der Wertlosigkeit oder exzessive oder unangemessene Schuldgefühle;
8. Betroffene weisen eine verminderte Fähigkeit zu denken oder sich zu konzentrieren auf, oder haben Schwierigkeiten, sich zu entscheiden;
9. Es kommt zu wiederkehrenden Gedanken an den Tod, wiederkehrenden Suizidgedanken oder zu Suizidversuchen.

Die Symptome führen zu deutlichem Leid oder deutlichen Einschränkungen im beruflichen, sozialen und/oder anderen wichtigen Lebensbereichen.

Andere Diagnosen müssen ausgeschlossen werden (z. B. manische Phasen in der Vorgeschichte oder Schizophrenie).

Viele Betroffene haben mehrere solcher Episoden in ihrem Leben. Zwischen den Episoden ist ihre Stimmung und ihr Alltagsleben dann wieder völlig un beeinträchtigt oder weist nur noch geringere Einschränkungen auf. Bei einem Teil der Betroffenen sind die Verläufe aber auch chronisch, mit über zwei Jahre andauernden depressiven Zuständen, die mit deutlichem Leiden oder deutlicher Beeinträchtigung verbunden sind. Solche chronischen Verläufe werden im DSM-5 als Anhaltende Depressive Störung bezeichnet. Auch andere Verlaufsformen mit kurzen (2 bis 13 Tage), häufig wiederkehrenden, depressiven Phasen sind möglich.

Neben den unipolaren depressiven Störungen, bei denen ausschließlich Phasen von Niedergeschlagenheit und depressiver Stimmung vorkommen, gibt es auch die sogenannten bipolaren Störungen, bei denen neben depressiven Episoden auch manische Symptome auftreten. Zentrales Kennzeichen von manischen Zuständen ist eine extrem gehobene oder reizbare Stimmung, die fast den ganzen Tag mindestens vier Tage lang anhält.

Wichtig ist, dass Sie für eine zuverlässige Einordnung von psychischen Symptomen und der Stellung von Diagnosen einen Fachmann (Psychologischer Psychotherapeut oder Facharzt für Psychiatrie) aufsuchen. Dieser kann Sie auch in Bezug auf Behandlungsmöglichkeiten beraten. Zudem können Sie mit ihm gemeinsam überlegen, inwieweit das Üben von Achtsamkeit für Sie sinnvoll sein kann und wie es sich am besten mit möglichen anderen Behandlungsschritten verbinden lässt. Diese Empfehlung gilt natürlich besonders dann, wenn Sie merken, dass sich bei Ihnen Lebensüberdruss und Suizidgedanken/-absichten eingestellt haben.

1.1.2 Angststörungen

Auch Ängste gehören, wie Zustände von Traurigkeit, unvermeidlich zum menschlichen Leben. Von *Angststörungen* spricht man dann, wenn diese Ängste so ausgeprägt sind, dass sie zu deutlichem Leiden und/oder zu Einschränkungen der Lebensführung führen. Verschiedene Angststörungen werden dabei unterschieden. Bei der *Panikstörung* treten immer wieder Zustände intensiver Angst (Panikanfälle) auf, in denen die Angst innerhalb weniger

Minuten einen Höhepunkt erreicht. Im Zentrum stehen dabei Ängste, dass eine körperliche (Ohnmacht, Herzinfarkt, Ersticken) oder psychische (Kontrollverlust) Katastrophe unmittelbar bevorsteht. Eine *Agoraphobie* ist durch Ängste und Vermeidungsverhalten von Situationen gekennzeichnet, in denen bei Auftreten eines Panikanfalls oder panikähnlicher Symptome eine Flucht nur schwer möglich oder peinlich wäre. Bei der *Generalisierten Angststörung* stehen unkontrollierbare und von der Person als übertrieben empfundene Sorgen (z. B. über Themen wie Gesundheit, Finanzen oder Sicherheit) im Mittelpunkt. Bei der *Sozialen Angststörung* steht die Befürchtung im Vordergrund, sich in sozialen Situationen ungeschickt oder peinlich zu verhalten. Bei der *Spezifischen Phobie* stehen Ängste vor ganz bestimmten Situationen (z. B. Spinnen, Gewitter, Blut) im Zentrum.

Wie bereits oben dargestellt, sollten Sie zur Erstellung einer Diagnose und zur Beratung bezüglich der Behandlungsoptionen einen Fachmann aufsuchen. Allgemein gilt, dass es für alle der dargestellten Angststörungen bereits wirksame psychotherapeutische Behandlungsansätze gibt. Wenn Sie unter einer der oben beschriebenen Angststörungen leiden sollten, empfehlen wir Ihnen daher, zunächst auf solche etablierten Behandlungsansätze zurückzugreifen. Achtsamkeitsbasierte Therapieverfahren können dann eingesetzt werden, wenn sie von solchen Ansätzen bisher nicht profitiert haben sollten. Sie können auch als Begleitbehandlung zu den etablierten Ansätzen dienen. Das Üben von Achtsamkeit kann Ihnen dann dabei helfen, eine offenere Haltung gegenüber Ihren Erfahrungen zu entwickeln und mehr im Hier-und-Jetzt zu verweilen.

1.2 Wie entsteht eine wiederkehrende Depression und warum ist das Rückfallrisiko so hoch?

Achtsamkeitsbasierte Therapieverfahren können insbesondere zur Rückfallprophylaxe bei Depressionen eingesetzt werden. Wir möchten daher im Folgenden noch einmal etwas ausführlicher auf die Aspekte eingehen, die eine Rolle dabei spielen, dass es zu Rückfällen bei Depressionen kommt.

In den letzten Jahrzehnten konnten die Faktoren, die bei ehemals depressiven Menschen zu Rückfällen führen, zunehmend besser verstanden werden. Viele Forschungsarbeiten haben sich damit beschäftigt, wie es zu Rückfällen bei Depressionen kommt. Ein erstes wichtiges Ergebnis war, dass die erste depressive Episode im Leben eines Menschen häufig mit kritischen Lebensereignissen in Zusammenhang steht, dass also vor der ersten Episode Belastendes passierte, wie eine Trennung, eine schwere Krankheit in der Familie oder ein Arbeitsplatzverlust.

Die weiteren Episoden werden dann aber zunehmend durch weniger gravierende äußere Ereignisse ausgelöst. Der Rückfall bei späteren Episoden läuft also zunehmend automatisiert ab, ohne dass besonders stark belastende Ereignisse diese Rückfälle auslösen müssten. Es reichen dann häufig schon Kleinigkeiten, um wieder in eine depressive Episode hinein zu kippen.

Ein weiteres wichtiges Forschungsergebnis war, dass je mehr depressive Episoden ein Mensch erlebt hatte, desto höher ist sein Rückfallrisiko. Während Menschen, die bisher eine Episode erlebt hatten, ein Rückfallrisiko von durchschnittlich ca. 50 % haben, weisen Personen mit drei oder mehr Episoden in der Vorgeschichte ein Rückfallrisiko von über 80 % auf. Es stellt sich also die Frage, was die Rückfälle bei Personen, die schon mehrere Episoden einer Depression in ihrem Leben erleiden mussten, auslöst, wenn die äußeren Auslöser im Laufe der Depressionsentwicklung offensichtlich eine immer geringere Rolle spielen.

Neuere psychologische Erklärungsansätze des Rückfallgeschehens bei Depressionen betonen, dass bei ehemals Depressiven durch negative Stimmung besonders leicht alte negative Geisteszustände aktiviert werden können. Solche Geisteszustände sind durch negative Gedanken („Ich bin ein Versager", „Ich bin nicht liebenswert") und ungünstige Überzeugungen („Man muss *immer* Erfolg haben, um von anderen geachtet zu werden", „Wenn jemand mich nicht mag, bedeutet das, dass ich *nicht liebenswert* bin") gekennzeichnet. In nicht depressiven Phasen sind solche Gedankenmuster bei ehemals Depressiven nicht unbedingt stärker vorhanden als bei Personen, die noch nie in ihrem Leben eine Depression hatten. Das Denken ehemals depressiver Menschen ist also in einer nicht depressiven Episode nicht auffällig negativ gefärbt.

Ist die Stimmung aber beispielsweise durch negative Erlebnisse oder durch körperinterne Vorgänge einmal negativer, so werden solche Gedankenmuster bei ehemals Depressiven besonders leicht aktiviert und treten somit besonders ins Bewusstsein. Während Zustände von Niedergeschlagenheit einfach zum menschlichen Leben gehören und die meisten Menschen gelegentliche Zustände von Niedergeschlagenheit gut bewältigen können, löst bei ehemals depressiven Personen also bereits eine moderat negative Stimmung eine große und möglicherweise einschneidende Änderung ihrer Gedankenmuster aus. Diese Gedankenmuster beinhalten meist globale, negative Selbsturteile oder auch Erinnerungen und Bilder, welche mit früheren negativen Ereignissen und depressiven Zuständen verknüpft sind. Diese negativen Gedankenmuster verschlechtern wiederum die Stimmung, führen zu ungünstigem Verhalten, wie z. B. Passivität, und lösen so einen depressiven Aufschaukelungsprozess aus.

Aber nicht nur diese leichtere Aktivierbarkeit von negativen Gedankenmustern, sondern auch der weitere Umgang mit dem niedergeschlagenen Zustand, beeinflusst das Rückfallgeschehen. Treten negative Stimmungen und Gedanken auf, so versuchen Depressive häufig, die zurückliegenden Ereignisse zu analysieren, um zu verstehen, warum sie wieder depressiv geworden sind, oder sie denken darüber nach, wie passiv und unmotiviert sie sich fühlen. Kurz: Sie grübeln über Ursachen und mögliche Folgen der depressiven Stimmung nach und fokussieren dabei in passiver Weise auf ihre Probleme und Unzulänglichkeiten. Wie weiter oben dargestellt, führt dieses Grübeln dazu, dass sie länger in negativen Zuständen feststecken. Damit erhöht sich die Gefahr, dass aus einem Stimmungstief ein depressiver Rückfall wird.

Hinweis: Die leichte Aktivierbarkeit negativer Gedankenmuster sowie die grüblerische Verarbeitung beeinflussen das Rückfallgeschehen bei Depressionen

Insgesamt scheinen also vor allem zwei Faktoren dazu zu führen, dass bei ehemals Depressiven Rückfälle häufig automatisiert und ohne besonders starke äußere Auslösesituationen stattfinden: zum einen die leichte Aktivierbarkeit von negativen Gedankenmustern und Erinnerungen und zum anderen, die grüblerische Verarbeitung von niedergeschlagener Stimmung.

Beide Prozesse sind dabei nicht als unabhängig voneinander zu sehen, sondern sind zwei Aspekte eines negativen Geistesstandes („mode of mind"). Dieser beinhaltet neben negativer Stimmung und negativen Gedankenmustern auch negative innere Bilder (z. B. bildhafte Erinnerungen an zurückliegende Ereignisse) und auch körperliche Phänomene, wie Schweregefühle, Energielosigkeit oder auch bestimmte Körperhaltungen. Und je häufiger solche Episoden erlebt wurden, desto leichter führt negative Stimmung in einen solchen depressiven „Autopiloten“.

2 Achtsamkeit

2.1 Was ist Achtsamkeit?

„Man kann sehr viel erkennen, indem man die Dinge einfach beobachtet und hinschaut, wie sie sind."

Yogi Berra (Übersetzung der Autoren)

Achtsamkeit ist eine Form der Aufmerksamkeitslenkung, die auf die Hier-und-Jetzt-Erfahrung ausgerichtet ist und uns hilft, die Details unserer Erfahrung genauso wahrzunehmen, wie sie in diesem Moment sind, ohne zu urteilen oder sie sofort verändern zu wollen. Achtsamkeit bedeutet aber auch, sich selbst wohlwollend zu begegnen und das innere Erleben nicht zu bewerten. So werden Gedanken und Gefühle zugelassen, statt sie zu bewerten (z. B. „Es ist falsch, diesen Gedanken/dieses Gefühl zu haben.").

Eine solche Art der achtsamen Aufmerksamkeit fällt vielen von uns gar nicht so leicht. Wir neigen dazu, nicht in der Gegenwart zu leben und mit dem Hier-und-Jetzt in Kontakt zu sein, sondern wir sind häufig zerstreut. Außerdem tendieren wir häufig dazu, uns zu verurteilen, wenn wir Fehler machen oder wenn wir uns nicht so fühlen, wie wir es gerne wollen. Durch Achtsamkeit können wir lernen, in schwierigen Zeiten gut auf uns zu achten und für uns zu sorgen.

Definition: Achtsamkeit

Jon Kabat-Zinn, ein bedeutender Achtsamkeitslehrer und -forscher aus den USA, definiert Achtsamkeit so: „Man kann sich Achtsamkeit als nicht urteilendes Gewahrsein von Moment zu Moment vorstellen, ein Gewahrsein, das kultiviert wird, indem man auf eine bestimmte Weise aufmerksam ist, das heißt im gegenwärtigen Augenblick und so wenig reaktiv, so wenig urteilend und so offenherzig wie möglich" (Kabat-Zinn, 2006, S. 221).

So ist Achtsamkeit nicht bloß eine Technik, die man anwenden kann, damit es einem gut geht, sondern eine Lebensweise zu der wir uns bewusst entscheiden können. Die mit Achtsamkeit verbundene Grundhaltung dem Leben, uns selbst und unseren Erfahrungen sowie anderen Menschen gegenüber beinhaltet freundliches Interesse, Wohlwollen, Geduld, Offenheit, Vertrauen und Mitgefühl. Die Übung der Achtsamkeit ist ein Weg, der uns einlädt, uns selbst und die Welt auf eine lebendige und unmittelbare Weise zu erleben und mit unserem Körper, unseren Gedanken, Gefühlen und Verhaltensmustern bewusst umzugehen.

Hinweis: Charakteristika von Achtsamkeit

Es geht bei der Übung der Achtsamkeit um eine ganzheitliche Wahrnehmung des Geschehens im gegenwärtigen Augenblick ohne zu urteilen. Ob eine Erfahrung angenehm oder unangenehm, schmerzhaft oder erfreulich ist, alles wird gleichermaßen bewusst wahrgenommen und allem wird der gleiche Wert beigemessen.

Auf diese Weise können wir uns selbst und unsere Reaktionsmuster besser kennenlernen und Schritt für Schritt wieder das volle Spektrum des Lebens erfahren, sodass wir trotz der unweigerlichen Probleme, die das Leben mit sich bringt, insgesamt glücklicher und zufriedener werden, weil wir einen guten Umgang damit gefunden haben.

Hinweis: Achtsamkeit und der bewusste Zugang zum Positiven in unserem Leben

Auch das Schöne, Gute, was uns widerfährt, können wir durch die Übung von Achtsamkeit bewusster wahrnehmen und so besser genießen. Achtsamkeit bringt uns in Kontakt mit der Fülle des Lebens und der Einzigartigkeit jedes Augenblicks.

Durch die bewusste Hinwendung zu dem, was wir im Moment gerade wahrnehmen, kann auch das, was trägt und gut und wertvoll ist, wieder mehr in den Vordergrund treten und wir können Zugang zu der Reichhaltigkeit eines jeden Augenblicks und zu kraftspendenden und schönen Dingen im Leben finden, die wir vielleicht vor lauter Problemen oder Sorgen ganz aus den Augen verloren haben.

Merke: Die drei grundlegenden Aspekte der Achtsamkeit

- Bewusste Wahrnehmung
- der gegenwärtigen Erfahrung
- mit einer freundlich-akzeptierenden Grundhaltung ohne zu urteilen.

2.2 Ursprünge des Prinzips Achtsamkeit

Achtsamkeit ist ein zentrales Prinzip östlicher Meditationswege und hier insbesondere der verschiedenen Meditationswege des Buddhismus, so wie sie sich in den letzten 2.500 Jahren zunächst in Asien, später dann auch in der westlichen Welt entwickelt haben. In diesen Meditationstraditionen spielt Achtsamkeit eine zentrale Rolle.

Hinweis: Ursprünge des Begriffs Achtsamkeit

Der Begriff Achtsamkeit ist dabei ursprünglich eine Übersetzung des Sanskrit-Wortes „Sati“, das „erinnern“ bedeutet. Hierbei soll unter „erinnern“ die Schaffung der Bewusstheit für den gegenwärtigen Moment verstanden werden – etwa so, wie wenn ich zu einem Kind sage: „Erinnere dich, wo du bist“. Es wurde in den buddhistischen Texten gebraucht, um die wache Bewusstheit zu bezeichnen, die bei der Praxis von Achtsamkeit jeden Gedanken und jede Handlung begleitet.

Auch wenn als Quelle für die Achtsamkeit oft der Buddhismus genannt wird, heißt das nicht, dass Sie eine bestimmte Weltanschauung annehmen oder gar Ihre Religion ändern sollten, um Achtsamkeit zu üben. Achtsamkeit ist eine allgemeinmenschliche Fähigkeit, die nicht an einen spezifischen kulturellen oder religiösen Kontext gebunden ist. In vielen Kulturen wurden Wege entwickelt, um Achtsamkeit zu fördern (z. B. Einführung von Zeiten der Kontemplation und der Besinnung in den Tages- und Jahresablauf, christliche Exerzitien), auch dann, wenn dies nicht explizit als Entwicklung von Achtsamkeit benannt wurde.

Ein Pionier der Integration von Achtsamkeit in den Bereichen der westlichen Medizin, Psychotherapie und Gesundheitsförderung war Jon Kabat-Zinn. Mit der Intention, allen Menschen, gleich welcher Herkunft, Religion oder Weltanschauung die Möglichkeit zur Verfügung zu stellen, die Praxis der Achtsamkeit zu erlernen, entwickelte Kabat-Zinn, der an der Universitätsklink von Massachusetts arbeitete, Ende der 1970er-Jahre das heute weltweit bekannteste Achtsamkeitsprogramm, die MBSR (= Mindfulness-Based Stress Reduction; in Deutsch: Stressbewältigung durch Achtsamkeit; für einen Überblick, siehe auch Lehrhaupt & Meibert, 2010). Ende der 1990er-Jahre entdeckten dann schließlich die drei renommierten Depressionsforscher Mark Williams (Universität Oxford), John Teasdale (Universität Cambridge) und Zindal Segal (Universität Toronto) das MBSR-Programm und die Idee der Achtsamkeit. Sie hatten den Auftrag ein Rückfallprophylaxe-Programm für wiederkehrende Depressionen zu entwickeln, welches in einem Gruppenformat angeboten werden sollte. Sie fanden in den Prinzipien der Achtsamkeitspraxis sowie im MBSR-Format sehr viel Hilfreiches für ihr Anliegen und so entstand die MBCT (= Mindfulness-Based Cognitive Therapy; in Deutsch: Achtsamkeitsbasierte kognitive Therapie zur Rückfallprophylaxe bei Depressionen). Eine kurze Beschreibung der beiden Programme finden Sie im Kapitel 3.

2.3 Formelle und informelle Achtsamkeitsübungen – Wie kann ich Achtsamkeit üben?

Um sich mit Achtsamkeit vertraut zu machen, sie zu vertiefen und zu stabilisieren, um möglichst viele Momente des Lebens bewusst erleben können, gibt es bestimmte Methoden und Übungen. Grundsätzlich wird zwischen *formellen und informellen Übungen* unterschieden. Bei den informellen Achtsamkeitsübungen wird Achtsamkeit während der Durchführung von Alltagstätigkeiten geübt, bei den formellen Übungen fokussiert man sich für eine gewisse Zeit ausschließlich auf die Übung von Achtsamkeit. Die formellen Übungen, die im Rahmen von MBSR und MBCT vermittelt werden, sind der Body Scan (eine Körperwahrnehmungsübung), die Sitzmeditation, achtsame Dehn- und Bewegungsübungen und das achtsame Gehen (siehe Kapitel 2.3.1). Um die Integration der Achtsamkeit in das tägliche Leben zu ermöglichen, gibt es darüber hinaus vielfache Anregungen für das informelle Üben von Achtsamkeit bei Alltagstätigkeiten wie Spülen, Duschen, Kochen oder Treppensteigen (siehe Kapitel 2.3.2).

2.3.1 Die formellen Achtsamkeitsübungen

„Die Meditation ist eine Art von Beschäftigung, wenn nicht gar die Einzige, bei der es nicht darum geht, etwas zu erreichen oder irgendwohin zu gelangen, sondern darum, vollkommen da zu sein. Es geht im wahrsten Sinne des Wortes um unser Da-Sein"

(Kabat-Zinn, 2001, S. 69)

Beginnt man mit der Übungspraxis, wird die Aufmerksamkeit zunächst auf ein bestimmtes Objekt gelenkt. In den formellen Achtsamkeitsübungen ist dies häufig der Atem. Man übt sich darin, das Kommen und Gehen der Atemzüge wahrzunehmen. Häufig merkt man dann schon recht schnell *(Innehalten),* dass die Gedanken abschweifen und man vergegenwärtigt sich, wohin die Aufmerksamkeit gewandert ist, z.B. zur Planung des nächsten Tages *(Wahrnehmen).* Diese Abschweifungstendenz der Gedanken ist manchmal sehr ausgeprägt und wird auch als Autopilot bezeichnet. Sie wird in der Übung der Achtsamkeit registriert und man kehrt dann mit einer freundlichen Bestimmtheit wieder zurück zum Atem *(Zurückkehren)*, ohne sich für das Abschweifen zu verurteilen. Häufig sind dabei sehr viel Geduld, Wohlwollen und „Demut" notwendig. So übt man sich immer und immer wieder darin, das Kommen und Gehen der Atemzüge bewusst wahrzunehmen.

Merke: Achtsamkeit üben

Das Üben von Achtsamkeit beinhaltet
1. den Autopiloten, also das automatische Abschweifen des Geistes, wahrzunehmen und
2. achtsam und mit Geduld wieder zur gegenwärtigen Erfahrung zurückzukehren.

Dies übt man durch drei Schritte:
- Innehalten,
- Wahrnehmen,
- Zurückkehren.

Bevor wir die formellen Achtsamkeitsübungen vorstellen, laden wir Sie ein, dieses Innehalten und Wahrnehmen selbst einmal auszuprobieren. Sie können sich die anschließende Übungsanleitung durchlesen und sich dann auf die beschriebene Weise darin üben, den Atem wahrzunehmen. Oder Sie lassen sich die Anleitung von jemandem vorlesen.

Übungsanleitung: Achtsamkeit auf den Atem

Setzen Sie sich entspannt und aufrecht hin und nehmen Sie sich einen Moment Zeit, eine Position zu finden, die Sie darin unterstützt, ganz wach und aufmerksam zu sein. Wenn es Ihnen angenehm ist, schließen Sie die Augen. Wenn Sie sie lieber geöffnet halten wollen, schauen Sie vor sich auf einen Punkt und lassen Sie den Blick sanft dort ruhen. Nun lenken Sie die Aufmerksamkeit auf den Körper als Ganzes und die Haltung, in der Sie jetzt gerade hier sitzen. Spüren Sie, wie sich der Körper im Ganzen anfühlt, wohlwollend, ohne etwas zu verändern.

Nun richten Sie die Aufmerksamkeit sanft auf den Ort im Körper, an dem Sie den Atem am deutlichsten spüren können. Vielleicht ist dies der Unterbauch, vielleicht aber auch die Nase, oder der Brustbereich. Ganz gleich wo Sie den Atem spüren, konzentrieren Sie sich für die nächsten Momente auf die *körperlichen* Empfindungen, die bei der Atmung entstehen.

Nehmen Sie die volle Länge der Einatmung und die volle Länge der Ausatmung wahr – und vielleicht auch die Pause zwischen den Atemzügen. Moment für Moment. Atemzug für Atemzug.

Sie müssen den Atem nicht korrigieren oder kontrollieren. Er geschieht von ganz alleine.

Aber auch wenn Sie sich bemühen, den Atem so zu lassen, wie er ist, geschieht es doch von Zeit zu Zeit wie von alleine, dass Sie den Atem kontrollieren.

Wenn Sie die Tendenz wahrnehmen, den Atem anders haben zu wollen, als er ist, bemerken Sie sie einfach nur, denn sie ist ganz normal. Auch müssen Sie sich nicht selbst dafür kritisieren, dass Sie diese Tendenz an sich bemerken. Mit Freundlichkeit kehren Sie dann mit der Aufmerksamkeit wieder auf das Wahrnehmen des Atems im Körper zurück.

Auch wenn Sie bemerken, dass Gedanken auftauchen, die sich mit anderen Dingen beschäftigen, z.B. mit Planungen, mit Sorgen oder Tagträumen, nehmen Sie es zur Kenntnis, ohne sie zu bewerten. Es ist ganz normal: Gedanken kommen und gehen. Der Augenblick, in dem Sie sich bewusst werden, dass die Gedanken vom Atem abschweifen, ist ein Moment des Erwachens, ein Moment der Achtsamkeit. Bemerken Sie es und kehren Sie dann sanft und freundlich wieder zur Wahrnehmung des Atems zurück. Fahren Sie fort, solange es für Sie gut möglich ist, auf diese Weise zu üben.

Wenn Sie die Übung beenden möchten, erweitern Sie die Aufmerksamkeit und spüren auch wieder bewusst die Körperhaltung und die Umgebung, in der Sie sich befinden. Wenn Sie die Augen geschlossen hatten, können Sie sie wieder öffnen.

Wie ist es Ihnen bei dieser Übung ergangen? Zunächst das Wichtigste: Egal was Sie erlebt haben, es ist in Ordnung! Dies ist kein „Trick“, sondern das Grundprinzip des Einübens von Achtsamkeit, die Dinge, die sich im Augenblick entfalten „gut sein zu lassen“. Viele Menschen bemerken beispielsweise Phänomene, die sie mit sprachlichen Etiketten wie „das war aber langweilig“, „da war ich aber unruhig“ oder „da war ich super entspannt“ belegen. Vielleicht hängen sich daran noch weitergehende Gedanken wie „das hat nicht funktioniert“, „das ist nichts für mich“ oder „hoffentlich fühle ich mich beim nächsten Mal auch wieder so ruhig und entspannt“. Auch solche Reaktionen sind völlig in Ordnung. Wichtig ist dabei, sich nicht zu stark mit diesen Gedanken zu identifizieren und weiterhin den Versuch zu unternehmen, die hinter den Worten stehenden Erfahrungen direkt wahrzunehmen, also bei der Atmung die sich ständig verändernden Empfindungen z. B. im Bauchbereich zu spüren.

Im Folgenden sollen nun die wichtigsten formellen Achtsamkeitsübungen vorgestellt werden, die alle wichtige Übungsformen im Rahmen der MBSR- und MBCT-Programme sind. Dort werden sie in den wöchentlichen Sitzungen durch den Therapeuten angeleitet und es wird nach der Übung über die Erfahrungen und möglichen Schwierigkeiten der Teilnehmer gesprochen. Zwischen den Sitzungen praktizieren die Teilnehmer dann diese Übungen täglich zu Hause. Die tägliche Übungszeit beträgt 30 bis 45 Minuten. Wenn Sie diese Übungen mithilfe einer Audio-CD üben möchten finden sie eine Anleitung bei Michalak, Heidenreich und Williams (2012).

2.3.1.1 Der Body Scan

Zentrales Ziel des Body Scans

Bei der Body Scan-Übung erforscht man Schritt für Schritt den ganzen Körper, indem man, meist in einer liegenden Haltung, mit der Aufmerksamkeit systematisch durch die einzelnen Körperteile wandert und sich darin übt, das Körpergefühl zu erspüren.

Beginnen Sie zunächst mit der Konzentration auf die Atmung, spüren Sie das Heben und Senken der Bauchdecke oder des Brustkorbs im Atemrhythmus und stimmen sich einige Minuten darauf ein. In der Übung geht es nicht darum, an die jeweiligen Körperteile zu *denken*, sondern in die entsprechende Körperregion hinein zu *spüren*. Verweilen Sie dann mit der Aufmerksamkeit dort und üben sich darin, mit einer offenen und nicht wertenden inneren Haltung das wahrzunehmen, was Sie spüren können. Und wenn Sie das jeweilige Köperteil nicht spüren sollten, dann ist es genau dieses Nicht-Spüren, das Sie achtsam wahrnehmen können.

Wenn Sie den Body Scan regelmäßig üben, lernen Sie auf praktische Art und Weise, „im Körper zu sein" und dabei Körperempfindungen und die damit verbundenen Reaktionen in Form von Gedanken, Gefühlen oder Handlungsimpulsen kennenzulernen. So wird es nach und nach möglich, (wieder) mehr auf die Signale des Körpers zu hören. Sie können ihn auf eine neue Art kennenlernen, ihn erforschen und an manchen Stellen auch entspannen. Dabei ist das Erreichen von Entspannung nicht das vorrangige Ziel dieser Übung, sondern die achtsame und wertfreie Wahrnehmung des Körpers, so wie er sich im gegenwärtigen Moment anfühlt. Wenn Sie mit dem Üben beginnen, und auch immer wieder zwischendurch, kann es sein, dass Sie keine spezifischen Körperempfindungen wahrnehmen. Leicht kann dann die Idee aufkommen, Sie hätten etwas falsch gemacht oder die Übung funktioniere bei Ihnen nicht. Dies ist aber keineswegs der Fall, denn auch das Bemerken, dass Sie keine Empfindung wahrnehmen, ist Achtsamkeit. Ebenso können Sie bemerken, dass während des Body Scans bewertende Gedanken auftreten. Gedanken, die sagen, *„dies ist angenehm oder unangenehm"*. Dass solche Gedanken auftreten, liegt ganz allgemein in der Natur des Geistes. Sie müssen sich nicht in sie hineinziehen lassen, sondern können sie einfach nur als aufkommende Gedanken wahrnehmen. Sie können dabei lernen, dass es nicht nötig ist, jedem Gedanken zu folgen und die Fähigkeit der bewussten Aufmerksamkeitslenkung stärken, indem Sie das Auftreten von Gedanken anerkennen und dann freundlich, aber mit klarer Intention wieder zum Körper und dem Erspüren der Körperempfindungen zurückkehren.

2.3.1.2 Die Sitzmeditation

Zentrales Ziel der Sitzmeditation

Ein wichtiges Ziel der Sitzmeditation ist es, zu lernen, sich immer wieder zu sammeln und zu konzentrieren. Konzentration bedeutet dabei nicht Anspannung, sondern sanftes „zusammentragen" dessen, was zerstreut ist. Darüber hinaus kann man lernen, behutsam mit sich umzugehen. Dazu gehört auch, seine Tendenz zur Selbstbewertung und Kritik wahrzunehmen und die Einladung zu Sanftmut und Mitgefühl soweit man möchte und kann.

Die Sitzmeditation können Sie entweder auf einem Stuhl, auf einem Meditationskissen oder auf einem Meditationsbänkchen üben. Nehmen Sie eine möglichst gerade, würdevolle Körperhaltung ein. Der Kopf ruht aufrecht auf dem Rumpf. Nacken und Rücken sind möglichst gerade aber nicht steif, der Unterkiefer ist locker und entspannt. Beginnen Sie sich auf ein bestimmtes Objekt zu konzentrieren, in der Regel auf den Atem. Wählen Sie entweder die Bauchdecke oder den Brustkorb, und spürten Sie die Empfindungen beim Ein- und Ausatmen. Durch die Ausrichtung auf den Fokus der Atemwahrnehmung wird die Konzentrationskraft gestärkt. Der Atem ist wie ein Anker, auf den Sie sich immer wieder besinnen können, wenn Sie etwa durch Gedanken abgelenkt wurden.

Wenn Sie auf diese Weise nach einigen Wochen eine gewisse Form von beständiger Konzentration entwickelt haben, können Sie die Aufmerksamkeit langsam auf unterschiedliche andere Erfahrungen ausdehnen. Hierzu konzentrieren Sie sich bewusst nacheinander für einige Zeit (ca. 5 bis 10 Minuten) auf Geräusche, Körperempfindungen oder den Gedankenstrom selbst. Mit dem Gedankenstrom ist hier das Kommen und Gehen der Gedanken selbst gemeint, nicht der Inhalt der Gedanken. Es wird also versucht, den Vorgang des Denkens zu beobachten, anstatt sich mit dem Inhalt der Gedanken zu identifizieren, wie wir es in der Alltagserfahrung normalerweise gewohnt sind. Dabei versuchen Sie, so gut es geht, die innere Haltung des nicht wertenden Beobachtens aufrechtzuerhalten und erlauben Sie sich, so zu sein, wie sie jetzt gerade sind, mit allem was sich im Hier-und-Jetzt entfaltet. Versuchen Sie auf diese Weise den Geist zu fokussieren, stellen Sie über kurz oder lang fest, dass die Gedanken irgendwann wieder abschweifen (wie Sie es mit hoher Wahrscheinlichkeit auch schon beim Body Scan bemerkt haben). Sie können dann registrieren: „Ich habe jetzt gerade an die Arbeit gedacht, die ich noch zu tun habe". Oder Sie können den jeweiligen Gedankeninhalt auch einfach benennen, in diesem Fall z. B. „Planen". Dann kehren Sie mit der Aufmerksamkeit wieder zurück zum jeweiligen Objekt der Betrachtung, z. B. zu den Geräuschen, und nehmen diese achtsam wahr.

Die Wirkung der Sitzmeditation ist sehr vielschichtig und hängt auch davon ab, wie oft und regelmäßig geübt wird. Durch die regelmäßige Übung kann sich eine innere Stabilität entwickeln, die es ermöglicht, zu erkennen, dass alle Empfindungen, Gedanken, Gefühle (positive wie negative) oder innere Bilder, ebenso wie äußere Objekte (z. B. Geräusche oder Gerüche), dem gleichen Prozess der Vergänglichkeit unterliegen, also, dass sich z. B. auch Schmerzen, unangenehme Gefühle wie Wut oder Trauer oder negative Gedanken verändern und dass nichts so bleibt, wie es ist. Durch diese Haltung des Geschehenlassens können neue Sichtweisen über automatisch ablaufende Reaktionen und Verhaltensmuster entwickelt werden. Es wird möglich, zu erkennen, dass sowohl angenehme als auch unangenehme Erfahrungen sozusagen *gleichwertig* sind und zum Leben gehören. Diese Erkenntnis kann uns zu mehr Gleichmut, Klarheit und kreativen Handlungsmöglichkeiten führen. Außerdem ermöglicht die Sitzmeditation, wie auch der Body Scan und die anderen Achtsamkeitsübungen, aus Grübeln und der Verstrickung in Gedanken auszusteigen und besser in Kontakt mit der Lebendigkeit jedes Augenblicks des Lebens zu treten.

2.3.1.3 Die Gehmeditation

Zentrales Ziel der Gehmeditation

Bei der Gehmeditation kann man Achtsamkeit in Bewegung erlernen. Dies kann helfen, Achtsamkeit in den Alltag zu übertragen. Gehmeditation kann auch dann hilfreich sein, wenn man aufgewühlt und emotional erregt ist.

Das achtsame Gehen ist eine wunderbare Möglichkeit, bei einer Alltagstätigkeit die bewusste, wache innere Haltung zu üben, die uns hilft, mit der lebendigen Erfahrung des Augenblicks in Kontakt zu kommen und zu bleiben. Achtsames Gehen ist aber auch hilfreich, wenn wir sehr aufgewühlt oder emotional erregt sind, weil sie die Konzentrationsfähigkeit auch in solchen Situationen stärken kann. Wenn die Gedanken nicht zur Ruhe kommen und uns plagen, dann ist Gehmeditation eine gute Alternative zum achtsamen Sitzen oder zum Body Scan. Die rhythmische Bewegung beim Gehen und die Konzentration auf jeden einzelnen Schritt können helfen, die Geistestätigkeit zur Ruhe zu bringen. Um diese Wirkung zu erzielen, ist es hilfreich, sie häufiger und wenn möglich regelmäßig zu üben.

Beim achtsamen Gehen wird jedem Schritt dieselbe interessierte, offene Aufmerksamkeit entgegengebracht, wie das mit den Atemzügen beim achtsamen Sitzen geschieht. Sie können Gehmeditation zu Beginn am besten in einem geschützten Rahmen z. B. zu Hause in Ihrer Wohnung üben. Wenn Sie mehr Erfahrung mit der Gehmeditation haben, können Sie sie auch draußen, z. B. im Garten, ausprobieren und später dann auf all den Strecken des täglichen Lebens, die sie zu Fuß zurücklegen. Die Herausforderung hierbei ist, dass draußen meist mehr Ablenkungen existieren, als beim Üben in einem geschlossenen Raum. Aber vielleicht ist es für Sie auch genau umgekehrt und es ist für Sie günstiger die Gehmediation von Anfang an draußen zu üben. Bei der Gehmeditation konzentrieren Sie sich auf die Kontaktempfindungen des Fußes, die entstehen, wenn er den Boden berührt. Dabei kann es hilfreich sein, wenn Sie das Tempo soweit reduzieren, dass Sie sich gut konzentrieren können, um die Details jeden Schrittes bewusst wahrnehmen zu können.

Ein Schritt besteht aus den drei Komponenten: abheben – nach vorne bewegen – aufsetzen. Und wenn der eine Fuß vorne aufsetzt, hebt der andere Fuß hinten schon wieder vom Boden ab. Wenn Sie sich eine Weile darin geübt haben, so bewusst beim Abheben und Aufsetzen und damit bei der Kontakterfahrung zu verweilen, dann können Sie beginnen, den Fokus der Aufmerksamkeit zu erweitern. Richten Sie dann auch das Gewahrsein auf die Bewegung des übrigen Körpers, die beim Gehen entsteht. Sollte dies zu schwierig sein oder sollten Sie bemerken, dass die Gedanken dadurch eher unruhig werden, können Sie immer wieder zu den Kontaktempfindungen der Füße zurückkehren. Wie sonst der Atem, so sind jetzt die Füße der Anker, der die Aufmerksamkeit einlädt, in den gegenwärtigen Augenblick zurückzukehren. Bleiben Sie beim Gehen also – so gut es geht – bei den körperlichen Empfindungen in Ihren Fußsohlen und kehren Sie immer wieder dorthin zurück, wenn Sie abschweifen. Bleiben Sie dabei geistig möglichst entspannt – es ist nicht wichtig, dass Sie diese Übung „perfekt" oder „gut" machen! Wenn Sie das achtsame Gehen anspricht, üben Sie es so oft Sie mögen in Ihrem Alltag. Vielleicht sind Sie erstaunt, wie viele Gelegenheiten es gibt, achtsam zu sein, ohne dass Sie dafür extra Zeit investieren müssen.

Bei der Gehmeditation können wir auch etwas über das Thema „Gleichgewicht" herausfinden. Um einen Schritt weiterzukommen, müssen wir uns erlauben, den Fuß vom Boden zu heben und aus dem Gleichgewicht zu geraten, um dann gleich mit dem folgenden Aufsetzen das Gleichgewicht wiederzuerlangen. Gleichgewicht ist keine statische Erfahrung, sondern eine Bewegung, ein ständiges Hin-und-her-Pendeln und Austarieren. So ist es auch mit unserem gedanklichen und emotionalen Gleichgewicht – es ist kein statischer Zustand, sondern eher Mut zur Bewegung. Mal haben wir mehr Gedanken, dann wieder weniger. Wir pendeln stets hin und her, wichtig ist, dass wir immer wieder zur Mitte zurückfinden, um dann im nächsten Atemzug oder beim nächsten Schritt wieder in eine andere Richtung zu pendeln. Vielleicht können Sie schauen, wie sich dies in Ihrem eigenen Leben zeigt? Und wenn Sie das nächste Mal Gedanken erleben, die in eine extreme Richtung gehen, können Sie sich vielleicht an die Gleichgewichtsmetapher erinnern und sich sagen: „Okay, das ist jetzt so. Gleichgewicht heißt pendeln und in Bewegung sein. Ich kann darauf vertrauen, dass ich nach und nach zurückpendele und meine Mitte wiederfinde. Ich muss darum nicht kämpfen, sondern kann es geschehen lassen."

2.3.1.4 Achtsame Bewegungsübungen

Jegliche Form von Bewegungsübungen, sei es im Liegen, im Sitzen oder im Stehen, kann hilfreich sein, die Flexibilität des Körpers zu verbessern und einen anderen Zugang zum körperlichen Erleben ermöglichen. Wenn Sie unter Depressionen oder Ängsten leiden, ist ein bewusster Körperkontakt schon aufgrund der Niedergeschlagenheit und Lustlosigkeitsgefühle möglicherweise nur eingeschränkt vorhanden. Da der Körper uns aber unaufhörlich Rückmeldungen über unsere Befindlichkeit, über unsere Bedürfnisse und unsere Stimmung gibt, ist ein achtsames Wahrnehmen der Signale des Körpers sehr hilfreich. Wir können den Zusammenhang zwischen Gedanken, Gefühlen und wie sich diese im Körper ausdrücken, besser verstehen und kommen darüber stärker in Kontakt mit uns selbst. Eine achtsame Körperwahrnehmung ermöglicht es uns, zunehmend wach und präsent in unserem Leben zu sein. Zudem haben die Körperübungen auch eine belebende Wirkung und helfen, die Muskeln zu entspannen. Deshalb möchten wir Sie an dieser Stelle ermutigen, zu schauen, ob Sie sich für eine der vielen angebotenen Formen von Körperübungen, wie Yoga, Qi Gong oder Tai Chi Chuan interessieren mögen. Wenn Sie sie achtsam, neugierig und mit Respekt vor Ihren Grenzen ausführen, wird jede Form von körperlicher Übung zu einer Achtsamkeitsübung. Hierzu können Sie einen Kurs besuchen. Wenn Sie alleine üben möchten, gibt es CDs mit Anleitungen für achtsame Körperübungen. Nähere Angaben hierzu finden Sie im Anhang (vgl. S. 63).

2.3.2 Die informellen Übungen: Achtsamkeit im Alltag

Zentrales Ziel von informellen Achtsamkeitsübungen

Bei den informellen Achtsamkeitsübungen führt man Routinetätigkeiten im Alltag mit Präsenz und Wachheit durch. Ziel solcher informellen Achtsamkeitsübungen ist es, dass der Alltag immer mehr von Achtsamkeit durchdrungen werden kann.

Um sich in der Kontinuität der achtsamen Haltung auch im Alltag zu schulen, übt man sich darin, so häufig wie möglich Achtsamkeit in Routinetätigkeiten, die wir meist ohne Bewusstheit ausführen, zu tragen. Ziel ist es, die gewöhnlichen Tätigkeiten unseres Alltags mit innerer Präsenz, Wachheit und Achtsamkeit durchzuführen. Denn unser Leben besteht ja überwiegend aus den „kleinen Dingen des Alltags". Aber auch bei Gesprächen, bei Auseinandersetzungen mit Kollegen oder Familienmitgliedern sowie bei der Arbeit kann Achtsamkeit eine sinnvolle Unterstützung sein, um das Leben bewusster und lebendiger zu gestalten. Wenn Sie sich regelmäßig in dieser achtsamen Wahrnehmung schulen, kann die Bewusstheit des Erlebens im Hier-und-Jetzt nach und nach zu einer inneren Festigkeit führen, die hilft, den Alltag gelassener zu leben. Wichtig dabei ist, dass Achtsamkeit im Alltag nicht bedeutet, sich gleichsam von außen zu betrachten und zu überlegen, wie man auf andere Menschen wirken könnte. Vielmehr geht es darum, mit wacher Präsenz die Dinge des Alltags zu bewältigen. Dies kann auch dazu führen, sich geradezu „im Fluss" zu erleben. Vielleicht können Sie dabei auch die Erfahrung machen, dass Sie Ihr Leben ein Stück mehr zurückgewinnen. Sie lernen, von Moment zu Moment wieder selbst zu bestimmen, was für Sie im Alltag wirklich wichtig ist.

Anregungen für informelle Achtsamkeitsübungen

Hier sind ein paar Ideen für informelle Achtsamkeitsübungen. Selbstverständlich können Sie beim Entwickeln von, für Sie passenden, informellen Achtsamkeitsübungen kreativ sein und die, für Sie passenden, Alltagstätigkeiten aussuchen, bei denen Sie mit Achtsamkeit Erfahrungen sammeln möchten:

- Wenn Sie von einem Ort zum anderen gehen, nehmen Sie ganz bewusst Ihre Füße wahr, den Kontakt zum Boden, die Berührung, vielleicht auch, was beim Gehen sonst noch in Ihrem Körper passiert.
- Wenn Sie unter der Dusche stehen, konzentrieren Sie sich auf den Kontakt des Wassers mit Ihrem Körper. Hören Sie die Geräusche, die es verursacht, ganz bewusst. Wenn Sie sich einseifen, riechen Sie den Duft des Duschgels. Spüren Sie die Berührung Ihrer Hände.
- Wenn Sie im Straßenverkehr an einer roten Ampel stehen bleiben müssen, nutzen Sie diese Zeit ganz bewusst für einige bewusste Atemzüge. Entspannen Sie sich so gut es geht und vergegenwärtigen Sie sich, wie Sie sich gerade fühlen – angespannt, gehetzt, ruhig, neugierig, gedankenverloren – oder auch eine Mischung aus unterschiedlichen Empfindungen. Nutzen Sie den Augenblick ganz bewusst dazu, innerlich „einen Gang herunter zu schalten", so kommen Sie vielleicht entspannter an Ihr Ziel.

- Wenn Sie eine Treppe steigen, tun Sie dies mit voller Aufmerksamkeit, Schritt für Schritt, Stufe für Stufe. Können Sie sich auf das Besteigen einer Stufe konzentrieren, ohne schon an den nächsten Schritt zu denken? Kommen Sie immer wieder zurück zu diesem einen Schritt.
- Wenn Sie essen, essen Sie. Wenn Sie trinken, trinken Sie. Konzentrieren Sie sich ganz auf die Konsistenz und den Geschmack. Kauen, Schlucken – wie fühlt es sich in Ihrem Körper an. Können Sie die Nahrung oder das Getränk noch spüren, nachdem es in Ihrem Magen gelandet ist?
- Wenn Sie mit jemandem sprechen, hören Sie ihm oder ihr wirklich zu. Nehmen Sie den Klang der Stimme wahr. Seien Sie offen für das, was Ihr Gegenüber erzählt, ohne es gleich zu bewerten, oder sich zu überlegen, was Sie gleich sagen werden. Nehmen Sie Kommentare in Ihrem Kopf bewusst wahr, aber lassen Sie sie auch wieder los.

Für all dies brauchen Sie nicht mehr Zeit, sondern nur eine veränderte Haltung: die der Präsenz und der bewussten Wahrnehmung. Sie tun diese Dinge sowieso. Die Alltagstätigkeiten können eine Last sein, die wir auch noch erledigen müssen und nur so nebenbei machen. Oder wir nehmen sie als eine Gelegenheit, unseren Geist in freundlicher Offenheit zu schulen und etwas Neues zu erfahren, lebendig und wach zu sein.

Wie bei der Übung von Achtsamkeit insgesamt, gilt es auch für die informellen Achtsamkeitsübungen, dass es wichtig ist, mit „Bescheidenheit" und Geduld an diese Übungen heranzugehen. Die meisten Menschen machen die Erfahrung, dass es gar nicht so einfach ist, Achtsamkeit bei Alltagstätigkeiten zu praktizieren. So werden Sie wahrscheinlich die Erfahrung machen, dass der Geist immer wieder abschweift oder Sie machen die Erfahrung, dass Sie es schlicht ganz vergessen, eine Tätigkeit achtsam auszuführen, obwohl Sie es sich vorher vorgenommen haben (z. B. morgens achtsam zu duschen). Bleiben Sie, wenn Sie so etwas merken, gelassen und akzeptieren Sie die Tatsache, dass Sie beim Üben von Achtsamkeit häufig „kleine Brötchen backen müssen". Lassen Sie sich also nicht durch solche Erfahrungen davon entmutigen, den Weg der Achtsamkeit so entschlossen wie möglich zu gehen.

3 Achtsamkeitsbasierte Interventionen für den Umgang mit Stress, Depression, Ängsten und häufigem Grübeln

3.1 Achtsamkeitsbasierte Stressreduktion – Mindfulness-based Stress Reduction (MBSR)

MBSR-Programm

Der mittlerweile bekannteste und am umfangreichsten untersuchte Ansatz, in dem intensive Achtsamkeitspraxis vermittelt wird, ist die „Mindfulness-Based Stress Reduction“ (MBSR) nach Kabat-Zinn (1990), die weltweit eine sehr starke Verbreitung gefunden hat. In Deutschland ist das Programm unter der Bezeichnung „Stressbewältigung durch Achtsamkeit“ bekannt. Studien haben die Wirksamkeit von MBSR bei einem breiten Spektrum von psychischen und körperlichen Erkrankungen nachgewiesen.

MBSR ist ein Gruppenprogramm, welches in der Regel mit ca. 8 bis 20 Teilnehmern durchgeführt wird. Es besteht aus 8 wöchentlichen Sitzungen mit einer Dauer von 2 bis 3 Stunden. Darüber hinaus wird die Achtsamkeitspraxis an einem zusätzlichen „Tag der Achtsamkeit“ vertieft. Zudem werden die Teilnehmenden, mittels Hausaufgaben, darin unterstützt, die Achtsamkeit im Alltag zu üben: An 6 von 7 Tagen sollen Übungen im Umfang von 30 bis 45 Minuten selbstständig mit Unterstützung einer CD praktiziert werden. In einem intensiven Vorgespräch werden die Interessenten über die Anforderungen dieses Programms aufgeklärt, und obwohl diese sehr hoch gesteckt sind und Eigeninitiative und persönlichen Einsatz erfordern, entscheiden sich 90 % der Interessenten nach dem Gespräch für die Teilnahme an dem Programm; 85 % der Teilnehmer beenden den Kurs auch regulär. In Tabelle 1 finden Sie einen Überblick über die Struktur des MBSR-Programms.

Tabelle 1: Struktur und Inhalte des „Mindfulness-Based Stress Reduction (MBSR)"-Programms

Sitzung	Inhalt
Vorgespräch	• Etwa zwei Wochen vor Beginn des Kurses • Aufklärung über das Programm und die Anforderungen (z. B. persönlicher Einsatz, regelmäßiges Üben) • Herausarbeiten von Zielen für den Kurs. Entscheidung über die Teilnahme am Programm.
Woche 1: Achtsamkeit erforschen	• Kennenlernen • Einführung in die Praxis der Achtsamkeit • Rosinen-Übung (achtsames Essen einer Rosine) • Einführung des Body Scans und Erläuterungen zum eigenständigen Üben mit Hilfe einer CD; Einführung in informelle Achtsamkeitspraxis • Hausaufgaben
Woche 2: Wie wir die Welt wahrnehmen	• Erfahrungsaustausch und Besprechung der Hausaufgaben • Schwerpunktthema: Funktionsweise der Wahrnehmung: Gegenüberstellung von unbewusster, automatischer Wahrnehmung und Reaktionsweise (Autopilot) vs. kreativer Wahrnehmung und Reaktionsweise • Body Scan; Einführung der Sitzmeditation (10 Minuten) • Hausaufgaben
Woche 3: Im Körper beheimatet sein	• Erfahrungsaustausch und Besprechung der Hausaufgaben Einführung der achtsamen Körperarbeit (Yoga) • Sitzmeditation (10 bis 15 Minuten) • Hausaufgaben
Woche 4: Stress mit Achtsamkeit begegnen	• Erfahrungsaustausch und Besprechung der Hausaufgaben • Schwerpunktthema: „Stress und seine Wirkung auf die Gesundheit" • Sitzmeditation (15 bis 20 Minuten) • Hausaufgaben

Tabelle 1: Fortsetzung

Sitzung	Inhalt
Woche 5: Umgang mit Stress verschärfenden Gedanken	• Erfahrungsaustausch und Besprechung der Hausaufgaben • Schwerpunktthema: „Achtsamer Umgang mit Stressauslösern und Stressreaktionen • Sitzmeditation (30 bis 40 Minuten) • Hausaufgaben
Woche 6: Achtsame Kommunikation	• Erfahrungsaustausch und Besprechung der Hausaufgaben • Schwerpunktthema: „Achtsame Kommunikation" • Sitzmeditation (30 bis 40 Minuten) • Besprechung des bevorstehenden „Tages der Achtsamkeit" • Hausaufgaben
Tag der Achtsamkeit	• Vertiefung der Übungspraxis im Schweigen • Erfahrungsaustausch am Ende des Tages
Woche 7: Wie kann ich gut für mich sorgen?	• Besprechung der Erfahrungen im Nachklang des Tages der Achtsamkeit • Sitzmeditation und Gehmeditation (30 bis 40 Minuten) • Schwerpunktthema: „Umgang mit schwierigen Gefühlen" • Hausaufgaben
Woche 8: Rückblick und Ausblick	• Erfahrungsaustausch und Besprechung der Hausaufgaben • Schwerpunkt: „Die achte Woche ist der Rest Ihres Lebens" • Reflexiver Rückblick und Ausblick • Beendigung des Kurses mit einem Abschiedsritual
Nachgespräch	• Etwa 2 Wochen nach Ende des Kurses • Auswertung des Kurses • Ausblick auf die weitere Übungspraxis im Alltag

3.2 Achtsamkeitsbasierte Kognitive Therapie – Mindfulness Based Cognitive Therapy (MBCT)

MBCT-Programm

Die Mindfulness-Based Cognitive Therapy (MBCT, deutsch: Achtsamkeitsbasierte Kognitive Therapie) ist ein achtwöchiges Gruppenprogramm, das ursprünglich zur Rückfallprophylaxe bei Depressionen entwickelt wurde.

Die beschriebenen Übungen und Prinzipien von MBSR spielen auch im Rahmen der Mindfulness-Based Cognitive Therapy (MBCT; Segal, Williams & Teasdale, 2015) eine zentrale Rolle. Bei diesem Programm wird das Behandlungsvorgehen durch Informationen über Depression und depressionsbezogene Übungen zu negativen Gedanken, automatischen Denk- und Verhaltensmuster und deren Bedeutung im Rückfallgeschehen (Depressionsspirale) unterstützt. Ein wichtiges Ziel von MBCT besteht darin, die Haltung gegenüber Gedanken – aber auch gegenüber Gefühlen oder Körperempfindungen – dahingehend zu verändern, dass man sich nicht so stark mit ihnen identifiziert. Mit Achtsamkeit lernt man, zu erkennen, dass Gedanken und Gefühle „nur" mentale Phänomene darstellen und keine Tatsachen oder wahre Beschreibungen des eigenen Selbst. Es geht nicht darum, die Inhalte Ihrer Gedanken zu verändern, sondern vielmehr die Haltung diesen Gedankenmustern gegenüber. Sodass man sich sagen kann: „Ich habe Gedanken, aber ich bin nicht meine Gedanken". Und dasselbe gilt auch für Gefühle. Das Üben von Achtsamkeit hilft, negative Gedankenmuster frühzeitig zu erkennen, achtsam wahrzunehmen und – so gut es geht – aus dem depressiven Aufschaukelungsprozess, der sich daraus oft unbemerkt entwickelt, auszusteigen. Hierzu wird ein akzeptierender, offener Umgang mit der inneren Realität geübt, um das Wegdriften in Erinnerungen, Gedanken und Grübeln zu verhindern.

Struktur und Aufbau des MBCT-Kurses sind dem MBSR-Kurs, inkl. der grundlegenden Achtsamkeitsübungen wie Body Scan, Sitz- und Gehmeditation sowie achtsame Körperarbeit, sehr ähnlich. Für MBCT-Kurse wird eine Gruppengröße von nicht mehr als 12 bis 14 Teilnehmenden empfohlen. Die Unterschiede bestehen darin, dass die Teilnehmer eines MBCT-Kurses alle mit einer ähnlichen Problematik wie wiederkehrenden Depressionen oder Angststörungen, kommen. Dies ermöglicht die Erfahrung, dass man nicht alleine mit seinen Problemen ist und dass diese auch kein persönliches Versagen sind, sondern mit anderen Menschen geteilt werden. Das alleine hat oft schon eine entlastende Wirkung.

Das MBCT-Programm hat folgende Struktur: In den Sitzungen 1 bis 4 stehen vor allem das Erlernen und Einüben von Achtsamkeit im Vordergrund. Die Teilnehmer lernen das Abschweifen ihrer Aufmerksamkeit bewusster wahrzunehmen und diese wieder in die Gegenwart zurückzuholen. In diesen Sitzungen wird der Body Scan und die Sitzmediation durchgeführt. Der Atem fungiert als „Anker der Achtsamkeit". In den Sitzungen 5 bis 8 steht der Umgang mit schwierigen Gefühlen im Mittelpunkt. In dieser Phase werden, neben der Sitzmeditation, auch verstärkt kognitiv-verhaltenstherapeutische Elemente in die Behandlung integriert. Mithilfe dieser Elemente sollen alternative Möglichkeiten des Umgangs mit Gedanken und ungünstigen Verhaltensweisen erlernt werden. Zum Beispiel werden Frühwarnzeichen für einen (depressiven) Rückfall erarbeitet: „Woran merke ich ganz persönlich, dass ich mich wieder in Richtung Depression bewege?". Des Weiteren werden Umgangsmöglichkeiten mit diesen Frühwarnsymptomen sowie der Aufbau eines balancierten Lebensstils erarbeitet, in dem auf stabilisierende, nährende Aktivitäten im Alltag geachtet wird. Schwerpunkt auch in dieser zweiten Phase bleiben aber die Achtsamkeitsübungen.

Tabelle 2: Struktur und Inhalte der Mindfulness-Based Cognitive Therapy (MBCT)

Sitzung	Inhalt
Vorgespräch	• Etwa zwei Wochen vor Beginn des Kurses • Aufklärung über das Programm und die Anforderungen (z. B. persönlicher Einsatz, regelmäßiges Üben) • Herausarbeiten von Zielen für den Kurs; Entscheidung über die Teilnahme am Programm
Woche 1: Gewahrsein und Autopilot	• Vorstellungsrunde der Teilnehmer und des Therapeuten • Besprechen der Gruppenregeln (Schweigepflicht etc.) • Vermittlung von Grundprinzipien der Achtsamkeitspraxis und erstmalige Durchführung des Body Scans • Durchführung der „Rosinen-Übung" (achtsames Essen einer Rosine) • Sitzungsthema: Rolle des Autopilotenmodus im Alltag und damit einhergehende Konsequenzen • Abschluss der Sitzung: zwei- bis dreiminütige Atemmeditation
Woche 2: Wir leben in unserem Kopf	• Beginn mit der Übung des Body Scan • Besprechen der Übung und der Hausaufgaben • Sitzungsthema: Hindernisse beim Üben: „Ich habe keine Zeit"; „Ich war ganz toll entspannt"; „Mir hat alles wehgetan" • Übung zum Zusammenhang von Gedanken und Gefühlen • Abschluss der Sitzung: zehnminütige Atemmeditation
Woche 3: Den zerstreuten Geist sammeln	• Beginn: fünfminütige Übung zum Hören oder Sehen • Durchführung einer 30-minütigen Sitzmeditation • Besprechen der Übung und Besprechen der Hausaufgaben • Einführung der „3-Minuten-Atemübung" • Dehnübungen aus dem Yoga (10 Minuten), um die Kultivierung von Achtsamkeit auch auf den Körper zu unterstützen • Abschluss der Sitzung: zehnminütige Atemmeditation

Tabelle 2: Fortsetzung

Sitzung	Inhalt
Woche 4: Aversionen erkennen	• Beginn: fünfminütige Übung zum Hören oder Sehen • Durchführung einer 40-minütigen Sitzmeditation • Besprechen der Übung und der Hausaufgaben • Sitzungsthema: Aktuelle Erfahrungen akzeptieren; im Hier-und-Jetzt bleiben • Informationen zu Depression: automatisch negative Gedanken, diagnostische Kriterien der Depression • Abschluss der Sitzung: „3-Minuten-Atemübung“
Woche 5: Zulassen/ Seinlassen	• Beginn: 40-minütige Sitzmeditation (Atmung, Körper, Geräusche, Gedanken, Gefühle, offenes Gewahrsein) • Im Rahmen der Sitzmeditation: Vermittlung erster Schritte hin zu einer Haltung des liebevollen „Sich-um-sich-Kümmerns“ • Besprechen der Übung und der Hausaufgaben • Sitzungsthema: Zulassen, d. h. „Was immer ich im Moment empfinde, es ist o. k.“ • Informationen zu Depression: Symptome; automatische Reaktionsmuster auf unangenehme Ereignisse und deren Rolle im Rückfallgeschehen depressiver Störungen • Abschluss der Sitzung: „3-Minuten-Atemübung“
Woche 6: Gedanken sind keine Tatsachen	• Beginn: 40-minütige Sitzmeditation (Atmung, Körper, Geräusche, Gedanken und Gefühle, schwierige Empfindungen) • Besprechen der Übung und der Hausaufgaben • Sitzungsthema: Umgang mit (schwierigen) Gedanken • Übung zur Entwicklung einer alternativen Haltung gegenüber Gedanken („Gedanken sind mentale Ereignisse und keine Tatsachen“) • Erste Vorbereitung auf den Abschluss des Programms: Strategien für die selbstständige Weiterführung der Achtsamkeitspraxis (Betonung der Regelmäßigkeit, d. h. tägliche Praxis) • Abschluss der Sitzung: „3-Minuten-Atemübung“
Tag der Achtsamkeit	• Vertiefung der Übungspraxis im Schweigen • Erfahrungsaustausch am Ende des Tages

Tabelle 2: Fortsetzung

Sitzung	Inhalt
Woche 7: Wie kann ich am besten für mich sorgen?	• Beginn: 40-minütige Sitzmeditation (Atmung, Körper, Geräusche, Gedanken und Gefühle, schwierige Empfindungen) • Besprechen der Übung und der Hausaufgaben • Sitzungsthema: Handlungen und Verhaltensweisen, die aus einer achtsamen Haltung heraus erfolgen können, um „für sich selber zu sorgen"; Bearbeitung von Fragen: „Welche Dinge tue ich in meinem Alltag, die mir guttun und die mich ‚nähren'?" „Was tue ich in meinem Leben, das meine Möglichkeiten beeinträchtigt, mich ganz gelassen und in Kontakt mit dem gegenwärtigen Augenblick zu erleben?" „Wie kann ich Dinge, die mir guttun, häufiger tun?" „Wie kann ich Dinge, die mich destabilisieren, am besten weniger oft machen?" • Übungen, die die Teilnehmer dabei unterstützen sollen, achtsam und „weise" in Situationen zu reagieren, die zu Rückfällen führen können (Arbeit in Kleingruppen) • Informationen zu Depression: Depressionsspirale, Frühwarnzeichen • Vorbereiten auf das Ende des Kurses • Abschluss der Sitzung: „3-Minuten-Atemübung"
Woche 8: Das Gelernte anwenden und erweitern	• Beginn: Body-Scan; Besprechen der Übung und der Hausaufgaben • Rückblick auf das Erlebte und Gelernte während der vergangenen Wochen – Betonung der Wichtigkeit der weiteren täglichen Achtsamkeitspraxis auch nach Ende des Programms • Besprechung konkreter Pläne, die Übungen weiterhin durchzuführen • Übung: Rückblick und Ausblick • Abschlussrunde – Abschlussritual
Nachgespräch	• Etwa 2 Wochen nach Ende des Kurses • Auswertung des Kurses • Ausblick auf die weitere Übungspraxis im Alltag

4 Was kann ich von der Übung der Achtsamkeit erwarten und was kann ich tun, wenn ich Achtsamkeit vertieft üben möchte?

Du kannst die Wellen nicht anhalten,
aber Du kannst lernen, auf ihnen zu reiten.

(zitiert nach J. Kabat-Zinn)

Auch wenn der Wunsch naheliegt, dass wir immer glücklich und zufrieden sein wollen und nach Wegen und Methoden suchen, die uns das ermöglichen, so ist dies nicht das, worum es bei der Achtsamkeitspraxis geht. Wir können kein Leben führen, in dem es uns immer nur gut geht. Stress, Alter, Krankheit und auch der Tod gehören zum Leben dazu. Jeder Mensch macht verschiedene Verlusterfahrungen im Laufe seines Lebens. Sei es, dass wir materielle Dinge verlieren, Menschen, die uns lieb sind, unsere Arbeit oder die Gesundheit. Je offener wir uns dem stellen und je besser wir uns darauf vorbereiten und es akzeptieren, desto einfacher ist es, mit dem Unvermeidlichen im Leben umzugehen.

Hinweis: Achtsamkeit kann helfen, Akzeptanz zu fördern und einen hilfreichen Umgang mit schwierigen Situationen zu entwickeln

Viele Probleme, die wir in unserem Alltag haben, können wir nicht unbedingt verändern, sie kommen in unser Leben, ohne dass wir sie „bestellt oder ausgesucht" haben. Aber wie wir mit unseren Reaktionen darauf umgehen, darauf haben wir einen Einfluss. Hier hilft Achtsamkeit, zunächst die inneren Reaktionen bewusst wahrzunehmen und uns dann zu fragen, was jetzt ein hilfreicher Umgang mit der Situation wäre.

Allgemein kann die Praxis der Achtsamkeit helfen, die Entspannungsfähigkeit und das Wohlbefinden zu verbessern, mit Stresssituationen besser umzugehen und sie kann zu mehr Lebensfreude und Vitalität beitragen. Schließlich führt Achtsamkeit, wenn sie regelmäßig im Alltag angewendet wird, auch zur Verminderung von körperlichen und psychischen Symptomen. Sie hilft, mit chronischen Schmerzen und den Folgen einer chronischen Erkrankung besser umzugehen, indem eine Haltung der Akzeptanz gefördert wird. Wenn sich der Widerstand löst, kommt es zur Entspannung und zur Linderung des Leidens. Das ist nicht immer leicht, aber doch ein lohnenswerter Weg.

Wenn Sie unter psychischen Problemen leiden, kann Achtsamkeit Ihnen helfen:

- Frühwarnsymptome rechtzeitig zu erkennen,
- Eine gesunde Distanz zu negativen Gedanken aufzubauen,
- Grübelschleifen rechtzeitig zu erkennen und aus ihnen auszusteigen,
- Eine neue Haltung zu den automatisierten, gedanklich-emotionalen Mechanismen zu entwickeln, die in eine schlechte Stimmung hineinführen und sie aufrechterhalten. Diese neue Haltung ist geprägt von Freundlichkeit und Akzeptanz sich selbst und allen Erfahrungen gegenüber.

Der englische Psychologe Mark Allen ging gemeinsam mit einigen Kollegen im Rahmen einer Studie der Frage nach, welche Erfahrungen Kursteilnehmer langfristig mit den Fähigkeiten und Fertigkeiten machen, die sie im Laufe des MBCT-Programms erlernt haben (Allen et al., 2009). Dazu führten die Forscher ein Jahr nach einem Kurs Interviews mit ehemaligen Teilnehmern durch und ließen sie berichten, was der Kurs bei ihnen bewirkt hat. Hier eine Zusammenfassung der Kernaussagen aus diesen Interviews:

- die Teilnehmer konnten die Situationen, die ihr Rückfallrisiko erhöhen, besser erkennen;
- auch die Warnzeichen für einen Rückfall wurden durch die Kursteilnahme früher erkannt;
- die Teilnehmer waren in der Lage, an Tagen mit niedergeschlagener Stimmung den Fokus ihrer Aufmerksamkeit zu verändern, indem sie ihre Aktivitäten so ausrichteten, dass der negative Aufmerksamkeitsfokus einem positiven oder neutralen Fokus Platz machte;
- die erlernten Fähigkeiten halfen den Teilnehmern, aus negativen Gefühls- und Denkgewohnheiten auszusteigen, wodurch sich ihre Perspektive veränderte und ihre Stimmung verbesserte;

- sie fühlten sich verstanden und überdachten ihr Selbstbild, das sie bis dahin von sich gehabt hatten;
- sie betrachteten ihre depressiven Gefühle und Gedanken nach der Kursteilnahme mit anderen Augen: als Merkmale der Depression und nicht mehr als Merkmal ihrer Persönlichkeit;
- die Teilnehmer konnten sich selbst gegenüber mehr Wertschätzung entgegenbringen und erkannten und erfüllten ihre eigenen Bedürfnisse besser;
- sie empfanden ihren Freunden und ihrer Familie gegenüber mehr emotionale Nähe und berichteten von einer verbesserten Kommunikation und mehr Mitgefühl/Empathie.

Dies alles sind bedeutsame Veränderungen, die dem Leben wieder eine positive Wendung geben können, wenn es einmal auf die eine oder andere Weise aus den Fugen geraten ist.

Hinweis: Verbesserungen, die sich durch Achtsamkeit einstellen können, geschehen nicht von alleine

Wie der Achtsamkeitslehrer Kabat-Zinn zurecht sagt: „Auch wenn es einfach sein mag, Achtsamkeit zu praktizieren, ist es doch nicht unbedingt leicht. Achtsamkeit erfordert Bemühung und Disziplin, weil die Kräfte, die unserer Achtsamkeit entgegenwirken – nämlich die gewohnheitsmäßigen Unaufmerksamkeiten und unreflektierten Verhaltensmuster – äußerst hartnäckig sind." (Kabat-Zinn, 2010, S. 21).

Die Notwendigkeit regelmäßigen Übens

Wenn Achtsamkeit eine nachhaltige Wirkung in Ihrem Leben haben soll, dann ist es notwendig, dass Sie, in einer für Sie möglichen Art und Weise, regelmäßig üben. Zum Beispiel könnten Sie sich vornehmen, täglich oder alle zwei Tage morgens nach dem Aufwachen den Body Scan zu üben. Dabei gilt die Regel: Regelmäßigkeit und Häufigkeit geht vor Dauer der Übung.

Es ist besser, Sie machen täglich eine zehnminütige Übung regelmäßig, als dass Sie einmal die Woche 30 Minuten üben. Wenn Sie mit einer regelmäßigen Übung von 10 Minuten beginnen, dann werden Sie möglicherweise mit der Zeit bemerken, dass sich die Übungsdauer von ganz alleine verlängert und dass sich Ihr Zeitempfinden verändert. Und so können Sie die Übungspraxis langsam ausbauen. Neben der Regelmäßigkeit ist die Haltung entscheidend, mit der Sie üben. Praktizieren Sie mit Wohlwollen und Freundlichkeit sich selbst gegenüber. Wenn Sie einmal an einem oder zwei Tagen nicht geübt haben, was im Alltag leicht passieren kann, dann fangen Sie einfach jetzt wieder mit dem Üben an. Schauen Sie nicht zurück und fragen sich „Warum klappt es bei mir nicht ...?“ Sagen Sie sich stattdessen: „Okay, ich habe zwei Tage nicht geübt. So ist es nun einmal. Aber heute ist ein neuer Tag, jetzt entscheide ich mich, zu praktizieren“. Seien Sie milde und großzügig mit sich. Sich selbst unter Druck zu setzen und zu verurteilen, fördert selten die innere Motivation.

Dasselbe gilt für die Hindernisse und Herausforderungen, die Ihnen beim Üben begegnen. Manchmal entsteht heutzutage in den Medien der Eindruck, wir müssten alle nur ein bisschen achtsamer werden, und schon seien all’ unsere Probleme gelöst. *„Einfach ein bisschen auf den Atem achten, und es geht mir besser“*. So ist es sicher nicht, ganz im Gegenteil. Durch die geschärfte Aufmerksamkeit für innere Prozesse können unangenehme Erfahrungen wie starke Unruhe, körperliche Schmerzen oder Unwohlsein, Gedankenaufruhr oder unerwünschte emotionale Zustände vermehrt ins Bewusstsein treten. Das, was früher unbewusst abgelaufen ist, wird nun plötzlich sichtbar und spürbar und dies kann erst einmal Irritation hervorrufen. Achtsamkeit ist ein herausfordernder Weg, ein Weg, der schwierig und anstrengend sein kann, aber gleichzeitig auch wunderbar, erfüllend und hilfreich. Es gibt Phasen auf diesem Weg, da geschehen ganz viele positive Veränderungen. Dann erleben wir aber auch wieder Zeiten, in denen nicht viel zu passieren scheint. Im Ganzen braucht die Praxis der Achtsamkeit, neben Entschlossenheit und Motivation, auch viel Geduld und Wohlwollen sich selbst gegenüber. Nehmen Sie sich, wenn Sie mit Achtsamkeit beginnen, nicht zu viel vor. Achten Sie auf Ihre Grenzen, seien Sie gut zu sich und sorgen Sie für sich. Aber nehmen Sie sich auf der anderen Seite auch immer wieder etwas vor, was Sie herausfordert, so dass Sie sich weiter entwickeln können. Am Ende werden Sie feststellen, dass sich die Anstrengung lohnt.

„Ich bin dem Training der Atemmeditation treu geblieben und kann es aus meinem Alltag nicht mehr wegdenken. Es hat mir in vielen Situationen geholfen und erheblich dazu beigetragen, manche alten Verhaltensmuster zu ändern, so dass es mir nach wie vor gut geht. Obwohl manche alte Zöpfe ein ziemliches Beharrungsvermögen haben."

(Zitat eines Kursteilnehmers 6 Monate nach Beendigung des Kurses)

Vertiefungsmöglichkeiten der Achtsamkeitspraxis

Wenn Sie den Wunsch haben, Ihre Kenntnisse über Achtsamkeit zu vertiefen, dann gibt es verschiedene Ebenen und Intensitätsgrade, wie Sie dies tun können:

- Als erstes könnten Sie sich entscheiden, noch weitere vertiefende Literatur zur Achtsamkeit und ihren Anwendungsmöglichkeiten zu lesen. Anregungen hierzu finden Sie im Anhang dieses Buches (vgl. S. 63). Manche der Bücher enthalten auch Übungs-CDs mit Anleitungen zum Body Scan, zur Sitzmeditation oder auch zur Gehmeditation und es gibt auch gesonderte CDs, mit denen Sie anfangen können, zu üben (vgl. S. 63). Denn letztendlich erschließt sich die Wirkung von Achtsamkeit nur durch das Tun, nicht durch das Wissen darüber.
- Wenn Sie unter psychischen Problemen leiden, wie z.B. wiederkehrenden Depressionen, Angst- oder auch Zwangsstörungen, dann könnte ein MBCT-Kurs für Sie hilfreich sein. Entsprechende Anbieter in Ihrer Region finden Sie u.a. auf der Website des Berufsverbandes der MBSR- und MBCT-Lehrenden: www.mbsr-mbct-verband.de.
- Wenn Sie in einer psychotherapeutischen Behandlung sind, können Sie auch mit Ihrem Therapeuten über die Frage sprechen, ob Achtsamkeit Ihnen weiterhelfen kann. Vielleicht ist Ihr Behandler auch qualifiziert, Sie im Aufbau einer stabilen Achtsamkeitspraxis zu begleiten. Hierzu ist es notwendig, dass er selbst auch fundierte Erfahrungen mit dem Üben von Achtsamkeit hat.
- Wenn es Ihnen darum geht, einen achtsameren Umgang mit Stresssituationen und bestimmten Herausforderungen in Ihrem Leben zu lernen oder Sie den Eindruck haben, Achtsamkeit könne ganz allgemein Ihren Alltag bereichern, dann können Sie in Erwägung ziehen, an einem 8-Wochen-

MBSR-Kurs teilzunehmen. Entsprechende Anbieter in Ihrer Region finden Sie ebenfalls auf der Website des Berufsverbandes (siehe www.mbsr-mbct-verband.de).

Intensives Üben von Achtsamkeit

Wenn Sie mit dem Üben von Achtsamkeit begonnen haben, eignen sich Zeiten des intensiven Übens und der Stille zur Vertiefung der Praxis. Diese Kurse werden auch als „Retreats" bezeichnet. Retreats (Rückzüge) sind Auszeiten, in denen Sie sich in den geschützten Rahmen eines Seminarhauses oder Meditationszentrums begeben, um dort, i.d.R. unter Anleitung eines Meditationslehrers, einige Tage schweigend und meditierend zu verbringen. Diese Sammlungstage können helfen, sich neu auszurichten, Zustände von tiefer innerer Ruhe und Ausgeglichenheit zu erleben und die Übungspraxis zu vertiefen und zu festigen. Der anschließende Transfer der Erfahrungen in den Alltag ist ebenso wichtig wie die eigentliche Vertiefungserfahrung im Retreat selbst.

Sie können solche Schweige- und Meditationsseminare in unterschiedlicher Länge in verschiedenen Meditationszentren machen. Einige Adressen finden Sie im Anhang (vgl. S. 64–65). Immer häufiger werden Intensivtrainings in Achtsamkeit heute aber auch in nicht spirituellen Kontexten, z.B. von MBSR-Lehrern oder -Lehrerinnen, angeboten. Wenn Sie sich für die Teilnahme an einem Retreat interessieren, dann sollten Sie die Angebote und den Hintergrund des Meditationslehrers bzw. der Meditationslehrerin zunächst genau prüfen. Kriterien für die Seriosität können die ethischen Standards sein, denen sich der Lehrer bzw. die Lehrerin verpflichtet fühlt, sowie die Tradition, in der er oder sie unterrichtet. Wenn es ein seriöser Lehrer bzw. eine seriöse Lehrerin ist, dann wird er/sie Ihnen darüber Auskunft geben. Auch Empfehlungen von ehemaligen Teilnehmern, denen Sie vertrauen, können ein Kriterium für Ihre Entscheidung sein.

Häufig ist es ein längerer Prozess, der dafür nötig ist, einen guten Achtsamkeits- oder Meditationslehrer zu finden, der einen langfristig begleiten kann. Dabei sollten Sie eine gute Balance zwischen zwei Polen finden. Auf der einen Seite sollten Sie eine gesunde Skepsis gegenüber einem Lehrer zulassen und sich Zeit nehmen, seine Integrität zu prüfen. Auf der anderen Seite sollten Sie aber auch die Bereitschaft aufbringen, sich auf etwas einzulassen und Vertrauen zu entwickeln. Denn ein Vertrauensvorschuss ist immer nötig, wenn man sich auf etwas Unbekanntes und Wichtiges im Leben einlassen möchte.

Wie erleben Menschen das Einüben von Achtsamkeit?

Im Kasten finden Sie einige Auszüge aus Rückmeldungen von ehemaligen Teilnehmern unserer Achtsamkeitskurse, um Ihnen zu veranschaulichen, welche Erfahrungen Menschen machen können, die Achtsamkeit praktizieren. Später werden wir dann auch noch auf die wissenschaftlichen Befunde zur Achtsamkeit eingehen.

Rückmeldungen von ehemaligen Teilnehmern an Achtsamkeitskursen

- Ich kann heute viel früher wahrnehmen, wenn ich gestresst bin oder es mir schlechter geht. Mit Hilfe der Achtsamkeit kann ich dann bewusst gegensteuern.
- Ich habe gelernt, meine Grenzen besser wahrzunehmen, kann besser bei mir bleiben, auch wenn es emotional schwierig wird.
- Ich habe gelernt, gelassener mit den Herausforderungen des täglichen Lebens umzugehen. Dabei hilft mir das Innehalten sehr. Ich kann mich dann zunächst einmal besinnen und oft sehe ich, dass alles gar nicht so schlimm ist, wie ich es mir in meinem Kopf ausmale.
- Ich nehme mich selbst viel deutlicher wahr und spüre mich besser – mit allem, was zu mir gehört.
- Ich erlebe viel häufiger wieder das Gefühl, in meinem Leben wirklich eine Rolle zu spielen. Das Gefühl hatte ich ganz verloren. Ich fühlte mich nur noch als Opfer oder Spielball der Umstände.
- Ich habe eine freundschaftlichere Beziehung zu meinem Körper entwickelt.
- Ich kann heute Grübelgedanken viel schneller erkennen und steigere mich vor schwierigen Situationen nicht mehr so in negative Gedanken hinein.
- Ich habe einen neuen Weg gefunden, mit meinen (chronischen) Schmerzen umzugehen. Früher haben sie mein ganzes Leben bestimmt, heute habe ich sie und lebe mit ihnen. Die Qualität meines Lebens hat sich dadurch grundlegend verbessert.
- Ich habe immer noch Stimmungsschwankungen, werde aber nicht mehr so panisch und kann sie mehr akzeptieren.
- Ich bin mehr mit den Dingen in meinem Leben in Kontakt gekommen, die im Hier-und-Jetzt gut sind.

Beispiel einer Patientin, die an einem MBCT-Kurs teilgenommen hat

Frau T. ist 35 Jahre alt, verheiratet und Mutter zweier 7 und 5 Jahre alter Töchter. Seit ihrer Jugend leidet sie unter wiederkehrenden depressiven Episoden. Frau T. wuchs unter schwierigen Bedingungen auf: Ihre Mutter war ebenfalls depressiv erkrankt und konnte sich während häufiger Klinikaufenthalte nur unzureichend um Frau T. kümmern, ihr Vater habe sich getrennt als sie 3 Jahre alt gewesen sei. Zunächst habe sie als Kind „wunderbar funktioniert", habe sich schon im Alter von 10 Jahren um den 2 Jahre jüngeren Bruder gekümmert. Als sie 15 Jahre alt gewesen sei habe sie jedoch auch intensive Phasen von Niedergeschlagenheit und Antriebslosigkeit erlebt – diese seien zunächst nicht behandelt worden. Im Alter von 18 Jahren habe sie dann die erste psychotherapeutische Behandlung und kurz darauf auch eine medikamentöse Therapie erhalten. Trotz der Schwierigkeiten habe sie die Mittlere Reife ablegen und eine Ausbildung als Einzelhandelskauffrau abschließen können. Sie habe mit 22 Jahren ihren heutigen Mann kennengelernt, im Alter von 25 Jahren geheiratet und schließlich die Töchter bekommen. Frau T. stellt sich nach einem fünfwöchigen Klinikaufenthalt zur Behandlung vor – sie sei zunehmend verzweifelt, obwohl in ihrem Leben aktuell „eigentlich alles in Ordnung" sei, erlebe sie immer wieder (mindestens einmal im Jahr) Phasen schwerer Niedergeschlagenheit – sie fürchte, dass ihre Töchter Schaden nehmen könnten und auch ihr Mann sich frustriert von ihr abwenden könne (so wie ihre Mutter es erlebt habe). Im MBCT-Vorgespräch wird zunächst der Krankheitsverlauf thematisiert und mögliche Kontraindikationen (Suizidalität, psychotische Symptome) abgeklärt und das therapeutische Vorgehen sowie die damit einhergehenden Anforderungen besprochen. Frau T. äußert zunächst Zweifel „das auch noch hinzukriegen", kann sich aber nach einem Gespräch mit ihrem behandelnden Psychiater zu einer Teilnahme entscheiden. An den ersten MBCT-Sitzungen nimmt Frau T. regelmäßig teil – sie berichtet teilweise erhebliche Schwierigkeiten in der Durchführung der Übungen zu Hause: Sie werde häufig von ihren Töchtern gestört, dadurch falle es ihr während der Übung schwer, mit der Aufmerksamkeit dabei zu bleiben. Dennoch erlebe sie gerade den Body Scan als sehr hilfreich, häufig fühle sie sich währenddessen gut und entspannter als vorher, es gebe aber auch Tage an denen sie sich unruhig und zappelig fühle. Als sehr heilsam erlebe sie die Rückmeldungen der anderen Gruppenteilnehmer, die auch durch die Bank Schwierigkeiten mit den Übungen berichten. In der zweiten Hälfte der MBCT-Gruppe erlebt Frau T. eine Stimmungsverschlechterung, die sich jedoch bis zum Ende der Behandlung wieder bessert. Frau T. berichtet, es sei ihr „besser als früher" gelungen, Veränderungen der Stimmung, aber auch Rückzugstendenzen frühzeitig zu bemerken und anders darauf zu reagieren. Es sei ihr sehr schwer gefallen Grübelspiralen zu erkennen und achtsam mit ihnen umzugehen, aber auch das sei besser geworden. Am Ende der MBCT-Gruppentermine berichtet Frau T. erstmals, den Eindruck zu haben, bei depressiven Entwicklungen alternative und heilsamere Möglichkeiten des Umgangs zu haben.

Beispiel eines Teilnehmers, der an einem MBSR-Kurs teilgenommen hat

Herr L. ist ein 42-jähriger kaufmännischer Angestellter, alleinstehend aber in einer festen Beziehung lebend. Seit mehreren Jahren habe er Probleme mit zu hohem Blutdruck, er sei häufig sehr gereizt und es gebe aggressive Auseinandersetzungen in seiner Partnerschaft. Er berichtet, dass ihm der Umgang damit sehr schwerfalle, weil er es nicht gewohnt sei, sich zu streiten. In seiner Familie habe es so etwas nicht gegeben. Sein Vater sei ein sehr dominanter, starker Mann gewesen und seine Mutter habe ihn angehimmelt. Sie habe ihn bewundert und alles so getan, wie er es wollte. Herr L. gibt im Vorgespräch zum MBSR-Kurs an, er habe häufig Angst vor seinem Vater gehabt, welcher auch schon mal handgreiflich werden konnte, wenn ihm etwas zu langsam ging oder nicht nach seiner Vorstellung ablief. Aber im Ganzen habe er sich mit seinen Eltern gut verstanden und es herrsche bis heute ein großes Harmoniebedürfnis in seiner Familie. Harmonie wünsche er sich auch in seiner Partnerschaft, es gelinge ihnen beiden aber nur selten. Dies sei auch darauf zurückzuführen, dass er selbst häufig zu ungeduldig sei – und insbesondere sich selbst sehr unter Druck setze.

Als Ziele für den MBSR-Kurs gab er an, er wolle lernen, sich besser zu entspannen, wolle gelassener werden, sich mit seiner Partnerin besser verstehen und sich auch auf der Arbeit nicht so schnell überfordert fühlen. Wenn sein Bluthochdruck sich verbessere, fände er das auch schön, das stehe aber für ihn nicht im Vordergrund. Mit den Tabletten komme er ganz gut klar.

Im Verlaufe des MBSR-Kurses machte Herr L. die Erfahrung, dass er sich nicht entspannen könne. Beim Body Scan gehe es ja noch einigermaßen, da könne man sich ja schließlich auch hinlegen und das habe schon an sich eine entspannende Wirkung für ihn. Bei der Sitzmeditation allerdings erlebe er nur Unruhe, anstatt Ruhe und Entspannung. Aber was er noch viel unangenehmer finde, sei die Tatsache, dass er seinen Körper gar nicht richtig spüren könne und wenn, dann sei da nur Unruhe. Er sei immer ganz fasziniert davon, was die anderen Gruppenteilnehmer alles im Körper erleben und spüren. Bei ihm sei „einfach nichts". Das irritiere ihn aber auch und er frage sich, ob etwas mit ihm nicht stimme. Gleichzeitig empfinde er die innere Unruhe und die Stimmungen, die damit einhergingen, als sehr unangenehm.

Im Verlaufe des Kurses wurde diese Erfahrung für ihn zunehmend schwieriger und die Gefühle intensiver. Durch das erforschende Gespräch, welches der MBSR-Kursleiter nach den Übungen anregte und durch die hilfreichen Fragen, die damit verbunden waren, wurde Herrn L. immer klarer, dass das Schwierige eigentlich nicht die Gefühle und Stimmungen selbst waren, sondern seine ablehnende Reaktion darauf. Er erkannte, dass da ein innerer Kampf gegen seine Gefühle herrschte und dass dieser ihn sehr viel Kraft und Energie kostete. Diese Erkenntnis unterstützte ihn, seine Alltagserfahrungen in stressigen Situation ganz anders zu reflektieren und mehr hinzuspüren und hinzuschauen. In gewisser Weise wurde er neugieriger auf seine Erfahrungen und dadurch bemerkte er, dass er eigentlich ständig gegen seine Gefühle anging und sie sofort bewertete. Es gab welche, die er gut und angenehm fand und deshalb auch behalten wollte und es gab die Unangenehmen, die er sofort weghaben wollte. Vom MBSR-Kursleiter wurde Herr L. darin unterstützt, zu schauen, was passiere, wenn er den negativen Bewertungen, die automatisch kämen, nicht so viel Wert beimäße, sondern übe, in dem Moment wahrzunehmen, was in seinem Körper vor sich gehe. So lernte er, die Signale seines Körpers wieder wahr- und ernstzunehmen und er verlor mehr und mehr die Angst vor den inneren Reaktionen und vor seinen ungewollten Gefühlen. Je weniger Angst er hatte, desto mehr konnte er wahrnehmen, was wirklich vor sich geht und einen hilfreichen Umgang damit finden. Ihm wurde bewusst, dass seine Gereiztheit und Aggressivität, die auch zu den Auseinandersetzungen mit seiner Freundin beitrugen, eigentlich ein Signal waren, das ihm zeigen sollte, dass er auf sich aufpassen müsse. Ärger als Warnsignal für Stress zu sehen, verbunden mit der Idee, dann zu schauen, wie er gut für sich sorgen kann, anstatt den Ärger als negatives Gefühl zu sehen, welches es zu bekämpfen gilt. Dies war eine ganz neue Sicht auf seine Erfahrungen, die ihm half, sich selbst besser zu verstehen und zu akzeptieren. Auch die Beziehungsprobleme haben sich im Laufe des Kurses verbessert. Wichtig war ihm dann, das erkannte er gegen Ende des Kurses, dass er das Gelernte unbedingt in seinem Alltag bewahren wollte und das ihm hierbei die Achtsamkeit sehr hilfreich sein werde. Er nahm sich vor, Wege zu finden, wie er dies verwirklichen kann.

5 Wirkung und Wirkmechanismen von Achtsamkeit – Was sagt die Forschung?

5.1 Was bewirkt das Üben von Achtsamkeit?

Viele Studien zur MBSR haben herausgefunden, dass diese Form der Achtsamkeitsschulung bei unterschiedlichen körperlichen und psychischen Störungen und Erkrankungen wirksam ist. In wissenschaftlichen Studien konnte beispielsweise gezeigt werden, dass MBSR

- den Umgang mit Schmerzen verbessert,
- Stresssymptome bei gesunden Teilnehmern reduziert,
- zu einer Senkung des Blutdrucks und einer Verbesserung von Immunfunktionen beitragen kann und
- zu einer Verbesserung von Angstsymptomen und depressiven Symptomen führt.

Insgesamt belegen die durchgeführten Studien, dass MBSR bei sehr unterschiedlichen Belastungen, seien dies körperliche Erkrankungen oder psychische Schwierigkeiten/Störungen, das Wohlbefinden verbessert und psychische Symptome reduziert (siehe Khoury et al., 2013).

Hinweis: MBCT reduziert das Rückfallrisiko bei Depressionen

Besonders gut erforscht ist die Wirkung von MBCT zur Rückfallprophylaxe bei Depression. In vielen qualitativ hochwertigen und großen Studien konnte gezeigt werden, dass MBCT das Rückfallrisiko bedeutsam reduzieren kann. Die Reduktion des Rückfallrisikos scheint dabei sogar höher zu sein als bei einer medikamentösen Erhaltungstherapie durch Antidepressiva (Kuyken et al., 2016).

5.2 Wie wirkt Achtsamkeit?

Zu der Frage, warum das Üben von Achtsamkeit hilfreich bei der Bewältigung von psychischen Störungen sein kann, gibt es eine ganze Reihe von Antworten. Die Forschung zu Achtsamkeit hat sich zuerst darauf konzentriert, nachzuweisen, ob und bei welchen Störungen achtsamkeitsbasierte Therapieverfahren überhaupt wirken (siehe Kapitel 5.1). Der Frage, *wie* diese Verfahren wirken, hat sich die Forschung allerdings erst in den letzten Jahren intensiver zugewandt. Eine der ursprünglichen Annahmen zur Wirkungsweise von MBCT war, dass durch das Üben von Achtsamkeit ehemals Depressive ihre negativen grüblerischen Geisteszustände besser erkennen und aus diesen aussteigen können.

Wirkung 1: Achtsamkeit als Hilfe, um aus dem Gedankenkarussell auszusteigen

Achtsamkeit soll uns helfen, zu erkennen, wenn wir uns in Gedankenschleifen verlieren, und es uns dann ermöglichen, wieder zur lebendigen Wirklichkeit des gegenwärtigen Moments zurückzukehren.

Diese Annahme, dass Achtsamkeit helfen kann, aus Gedanken auszusteigen und in die Gegenwart zurückzukommen, konnte mittlerweile durch eine Reihe von Forschungsarbeiten bestätigt werden. So konnte gezeigt werden, dass MBCT zu einer Reduktion von Grübeltendenzen führt und die Fähigkeit erhöht, achtsam in der Gegenwart zu verweilen. Darüber hinaus konnte gezeigt werden, dass sich durch achtsamkeitsbasierte Verfahren die Haltung gegenüber den eigenen Gedanken ändert.

Wirkung 2: Innere Haltung der Achtsamkeit

Achtsamkeit kann uns dabei unterstützen, Gedanken und Gefühle mit einer gesünderen, inneren Distanz zu betrachtet.

Die Forschung hat gezeigt, dass Personen, die Achtsamkeit üben, eine solche innere Haltung entwickeln können und sich nicht mehr so stark mit ihren Gedanken und Gefühlen identifizieren. Gedanken werden also weniger als wahre

Beschreibungen meines Selbst oder der Umwelt erlebt, sondern als mentale Ereignisse („Gedanken sind keine Tatsachen!").

Ein weiterer wichtiger Wirkfaktor beim Üben von Achtsamkeit ist, dass Menschen wieder mehr Zugang zu den positiven Qualitäten des Hier-und-Jetzt bekommen. Wenn wir nicht achtsam sind, sondern mit unseren Gedanken ganz woanders, können wir das, was der gegenwärtige Augenblick an positiven Qualitäten umfasst, nicht bewusst wahrnehmen und diese Qualitäten erreichen somit nicht unseren Geist. Forschungsarbeiten, die die Auswirkung von MBCT im alltäglichen Leben untersucht haben, konnten genau dies zeigen: Im Vergleich zu einer Kontrollgruppe erfuhren Patienten, die an einem MBCT-Kurs teilgenommen hatten, vermehrt positive Emotionen im Alltag und zeigten eine erhöhte Wertschätzung gegenüber angenehmen Alltagsaktivitäten (Geschwind et al., 2011).

Wirkung 3: Achtsamkeit und die Wertschätzung des Augenblicks

Achtsamkeit kann uns auch dabei unterstützten, wieder mehr mit dem Reichtum jedes Augenblicks in Kontakt zu treten.

Ein weiterer wichtiger Faktor, der zur Wirksamkeit von achtsamkeitsbasierten Verfahren beiträgt, besteht darin, dass Menschen lernen, mit mehr Mitgefühl auf ihre eigenen Erfahrungen zu reagieren. Mitgefühl mit sich selber (engl. *self-compassion*) umfasst drei Facetten (Neff, 2012):

- Zum einen die *selbstbezogene Freundlichkeit*, worunter die Fähigkeit verstanden wird, die eigenen Schwächen und Fehler zu verstehen und zu akzeptieren, anstatt sich selber mit Selbstverurteilung oder quälerischer Selbstkritik zu begegnen.
- Eine weitere Facette ist die *Wahrnehmung der verbindenden Menschlichkeit*. Damit ist gemeint, dass negative Erfahrungen als unweigerlicher Bestandteil des menschlichen Lebens betrachtet werden und nicht als etwas, das einen selbst von anderen Menschen trennt und isoliert („Nur ich leide und allen anderen geht es gut").
- Die dritte Facette von Mitgefühl mit sich selbst ist *Achtsamkeit* im Umgang mit negativen Gedanken und Emotionen. Die Erfahrungen werden mit einer möglichst großen Offenheit und Akzeptanz gehalten, ohne sie zu unterdrücken oder sich übermäßig mit ihnen zu beschäftigen.

Wirkung 4: Achtsamkeit und Mitgefühl mit sich selber

Das Üben von Achtsamkeit kann uns helfen, mehr Mitgefühl mit uns selber zu entwickeln. In schwierigen Zeiten kann es helfen, freundlich (statt abwertend) mit uns selbst umzugehen und unser Leiden als Bestandteil der menschlichen Existenz zu betrachten, ohne es wegdrängen zu wollen und ohne uns zu stark mit ihm zu identifizieren.

Eine der besten Studien zur Wirkungsweise von achtsamkeitsbasierter Therapie hat nun genau diesen Aspekt des Mitgefühls mit sich selber erforscht. Kuyken et al. (2010) untersuchten die Faktoren, die im Rahmen von MBCT mit dem Verlauf der depressiven Symptomatik nach dem Ende der Behandlung zusammenhingen. Als zentral erwies sich die Fähigkeit, mitfühlend mit sich selber umzugehen. Je mehr Patienten im Rahmen von MBCT gelernt hatten, mitfühlend mit sich umzugehen und die oben genannten Qualitäten im Umgang mit sich selber zu entfalten, desto niedriger waren ihre Depressionswerte 15 Monate nach Abschluss der Behandlung.

Ein weiteres wichtiges Merkmal von Achtsamkeitsübungen ist ihr starker Körperbezug. Übungen wie der Body Scan oder die Sitzmeditation haben als wesentliches Ziel, die Bewusstheit für den Körper zu erhöhen. Es soll nicht an den Körper *gedacht* werden, sondern der Körper soll *gespürt* werden, und das in einer achtsamen und offenen Weise.

Wirkung 5: Achtsamkeit und der Körper

Achtsamkeit kann uns dabei helfen, unseren Körper bewusster wahrzunehmen. Beim Üben von Achtsamkeit geht es darum, den Körper immer besser, auch im Alltag, spüren zu lernen, die „Weisheit des Körpers“ für unser Leben zu nutzen.

Die Erhöhung von Körperbewusstheit kann unterschiedliche positive Effekte haben. Der Körper ist ein guter Anker für die Achtsamkeit. Wenn ich auf das körperliche Empfinden der Atmung achte, bekomme ich auch viel präziser mit, wann ich den Kontakt zum Hier-und-Jetzt verloren habe und mit meinem Geist in Gedanken, Bildern oder Tagträumen abgeschweift bin. Der Körper ist darüber hinaus auch der Ort, wo ich meine Gefühle spüren kann. So kann ich über achtsame Wahrnehmung des Körpers in Kontakt mit meinen Emotionen kommen, was der häufig bei psychischen Störungen zu beobachtenden Tendenz entgegenläuft, innere Erfahrungen zu vermeiden. Selbst wenn es sich um negative Gefühle handelt, ist es besser diese wirklich zu spüren und ihnen die Erlaubnis zu geben, da zu sein, als sie wegzudrängen oder sich übermäßig auf der gedanklichen Ebene mit ihnen zu beschäftigen, also über sie nachzugrübeln.

Darüber hinaus ist der Körper auch der Ort der Lebendigkeit. Hier kann ich einmalige und unwiederbringliche Qualitäten jedes Augenblicks konkret erfahren, da auf der Ebene der (körperlichen) Erfahrung kein Augenblick mit dem nächsten identisch ist – hier ist alles im Fluss und verändert sich ständig, auch wenn die Veränderungen subtil sein mögen und der Achtsamkeit und Offenheit bedürfen, um dafür ein Gewahrsein zu entwickeln. Darüber hinaus kann eine achtsame Körperwahrnehmung auch dazu beitragen, dass ich ein besseres Gespür für die Zusammenhänge von Körper und meinem psychischen Befinden bekomme. Eine Reihe von Forschungsarbeiten hat gezeigt, dass Depressionen mit bestimmten Bewegungsmustern (z. B. einer bestimmten Art des Gehens) und Körperhaltungen (z. B. zusammengesunkene Haltung) verbunden sind. Es deutet viel darauf hin, dass solche motorischen Muster wiederum Einfluss auf emotionale Prozesse ausüben und zu einer Aufrechterhaltung der Depression beitragen können. Achtsamkeit auf den Körper kann dabei helfen, sich solcher Wechselwirkungen zwischen Körper und Psyche bewusster zu sein und dann nicht nur aus ungünstigen gedanklichen Mustern auszusteigen, sondern auch aus ungünstigen motorischen Mustern (siehe Michalak, Burg & Heidenreich, 2012).

Wirkung 6: Auswirkungen von Achtsamkeitsübung auf das Gehirn

Die Wirkungen von Achtsamkeit auf neuronale Prozesse im Gehirn sind in den letzten Jahren häufig untersucht worden. Hier zeigte sich, dass Achtsamkeit solche Gehirnregionen beeinflusst, die grundlegend für die *Selbstregulation* sind und die für die psychische Gesundheit eine wichtige Rolle spielen (siehe Hölzel et al., 2011). Dies sind vor allem die Insula, der temporoparietale Übergang, das fronto-limbische Netzwerk und die „Default-mode“-Netzwerk-Strukturen.

Folgende Auswirkungen auf die Selbstregulation wurden untersucht:

1. *Aufmerksamkeitssteuerung:* Die Aufmerksamkeitsleistung wird verbessert, ebenso wie die Steuerungsfähigkeit.
2. Das *Körpergewahrsein* spielt eine wichtige Rolle für psychologische Prozesse und das Wohlbefinden. Es wird durch Achtsamkeitspraxis verbessert.
3. Die *Emotionsregulation* verbessert sich, indem Gefühle besser wahrgenommen werden und nicht mehr so stark vermieden werden. Auch werden mehr „positive", gehobene Emotionen, wie z.B. Freude, Vertrauen, Zuversicht, erlebt. Schwierige Gefühle können besser akzeptiert werden.
4. *Perspektive auf das eigene Selbst*: Eine Beobachterperspektive den persönlichen Erfahrungen gegenüber kann besser eingenommen werden und es findet dadurch eine De-Identifikation statt. Man kann wahrnehmen, dass da gerade Angst auftaucht, ist aber von der Angst nicht mehr so beeinflusst, weil innerlich eine gewisse Distanzierung besteht: „Ich bin nicht meine Angst, ich habe Angst". Auch entstehen durch Achtsamkeit eine Haltung von Selbst-Mitgefühl und ein freundlicherer Umgang mit Schwierigem.

Zusammenfassend kann man sagen, dass das Üben von Achtsamkeit zu einer großen Bandbreite von Veränderungen führen kann, die sich auf das Wohlbefinden und die psychische Stabilität von Menschen auswirken können. Dabei werden sicherlich nicht alle diese Veränderungen bei allen Menschen in gleicher Weise auftreten. Für einige Menschen ist vielleicht der lebendige Kontakt zum Hier-und-Jetzt und zum Körper besonders wichtig, für andere die Fähigkeit, sich nicht so stark mit den eigenen Gedanken zu identifizieren, für wiederum andere die Tatsache, dass sie sich überhaupt einmal am Tag Zeit für sich selbst nehmen.

Viele Menschen, die schon längere Zeit Achtsamkeit üben, beschreiben, dass im Rahmen eines längeren Übungsprozesses auch immer wieder andere Aspekte zum Vorschein kommen, die vielleicht in vorangegangen Übungsphasen nicht so im Vordergrund standen oder die plötzlich ganz neu auftauchen. Aspekte, die ihnen vielleicht am Anfang der Übungspraxis noch unzugänglich und schwer nachvollziehbar erschienen, haben sich dann irgendwann (manchmal nach Jahren des geduldigen Übens) geklärt und wurden nachvollziehbar und hilfreich. Menschen mit längerer Übungserfahrung berichten auch durchgehend, dass schwierige Phasen zum Weg des Übens dazu gehören. Auch wenn sich Fortschritte im Üben eingestellt haben, ist es immer wieder so, dass neue Herausforderungen und Schwierigkeiten auftauchen können. Solche schwierigen Phasen stellen dann häufig Übergangstadien zu einem vertieften Verständnis der Übung dar. Schwierigkeiten sollten den Übenden also nicht entmutigen, sondern sollten, so gut es geht, mit Gelassenheit und Vertrauen auf die weitere Entwicklung angenommen werden.

Achtsamkeit ist also kein Allheilmittel, aber das regelmäßige und geduldige Üben kann sehr positive Auswirkungen auf unterschiedliche Bereiche unseres Lebens haben, die die meisten Menschen, die dies am „eigenen Leibe erfahren haben", nicht mehr missen möchten! Wir hoffen, Ihnen mit dem vorliegenden Buch hilfreich Hinweise gegeben zu haben, wie Sie sich auf den Weg des Übens von Achtsamkeit in Ihrem Leben machen können.

Anhang

Zitierte Literatur

Allen, M., Bromley, A., Kuyken, W. & Sonnenberg, S.J. (2009). Participants' experiences of mindfulness-based cognitive therapy: "It changed me in just about every way possible". *Behavioural and Cognitive Psychotherapy, 37*(04), 413–430. http://doi.org/10.1017/S135246580999004X

Geschwind, N., Peeters, F., Drukker, M., Chiesa, A., Van Os, J. & Wichers, M. (2011). Mindfulness training increases momentary positive emotions and reward experience in adults vulnerable to depression: A randomized controlled trial. *Journal of Consulting and Clinical Psychology and Psychotherapy: Theory, Research and Practice, 79,* 618–628.

Hölzel, B.K., Lazar, S.W., Gard, T., Schuman-Olivier, Z., Vago, D.R. & Ott, U. (2011). How does mindfulness meditation work? Proposing mechanisms of action from a conceptual and neural perspective. *Perspectives on Psychological Science, 6,* 537–559. http://doi.org/10.1177/1745691611419671

Kabat-Zinn, J. (1990). *Full catastrophe living.* New York: Delta.

Kabat-Zinn, J. (2001). *Gesund durch Meditation.* München: OW Barth.

Kabat-Zinn, J. (2006). *Zur Besinnung kommen.* Freiburg: Arbor.

Kabat-Zinn, J. (2010). *Im Alltag Ruhe finden: Meditationen für ein gelassenes Leben.* Knaur MensSana eBook.

Khoury, B., Lecomte, T., Fortin, G., Masse, M., Therien, P., Bouchard, V., et al. (2013). Mindfulness-based therapy: a comprehensive meta-analysis. *Clinical psychology review, 33*(6), 763–771. http://doi.org/10.1016/j.cpr.2013.05.005

Kuyken, K., Warren, F., Taylor, R., Whalley, B., Crane, C.H., Bondolfi, G.T.D. (2016). Efficacy and moderators of mindfulness-based cognitive therapy (MBCT) in prevention of depressive relapse: An individual patient data meta-analysis from randomized trials. *JAMA Psychiatry, 73*(6), 565–574.

Kuyken, W., Watkins, E., Holden, E., White, K., Taylor, R.S., Byford, S. & Dalgleish, T. (2010). How does mindfulness-based cognitive therapy work? *Behaviour research and therapy, 48*(11), 1105–1112.

Lehrhaupt, L. & Meibert, P. (2010). *Stress bewältigen mit Achtsamkeit. Zu innerer Ruhe kommen durch MBSR.* München: Kösel.

Michalak, J., Burg, J.M. & Heidenreich, T. (2012). Don't forget your body: Mindfulness, embodiment, and the treatment of depression. *Mindfulness, 3,* 190–199. http://doi.org/10.1007/s12671-012-0107-4

Michalak, J., Heidenreich, T. & Williams, J. M. G. (2012). *Achtsamkeitsübungen für die klinische Praxis und den Alltag: Audio-CD* (MP3-Dateien). Göttingen: Hogrefe.
Neff, K. (2012). *Selbstmitgefühl: Wie wir uns mit unseren Schwächen versöhnen und uns selbst der beste Freund werden.* München: Kailash-Verlag.
Segal, Z., Williams, J. M. G. & Teasdale, J. D. (2015). *Die Achtsamkeitsbasierte Kognitive Therapie der Depression: Ein neuer Ansatz zur Rückfallprävention.* Tübingen: DGVT Verlag.

Weiterführende Literaturempfehlungen

Alsleben, H. (2014). *Ein Kurs in Achtsamkeit. MBCT – der heilsame Weg aus Niedergeschlagenheit und Depression.* Göttingen: Arkana.
Kabat-Zinn, J. (2015). *Das Abenteuer Achtsamkeit.* Freiburg: Arbor.
Külz, A. K. (2016). *Die Kraft liegt im Augenblick: Mit Achtsamkeit Depressionen lindern.* Freiburg: Herder.
Lehrhaupt, L. & Meibert, P. (2010). *Stress bewältigen mit Achtsamkeit. Zu innerer Ruhe kommen mit MBSR.* München: Kösel.
Meibert, P. (2014). *Der Weg aus dem Grübelkarussell. Achtsamkeitstraining bei Depression, Ängsten und negativen Selbstgesprächen. Das MBCT Buch.* München: Kösel.
Silverton, S. (2012). *Das Praxisbuch der Achtsamkeit. Wirksame Selbsthilfe bei Stress.* München: Kösel.
Wilker, J. (2009). *Das Einmaleins der Achtsamkeit: Vom täglichen Umgang mit alltäglichen Gefühlen.* Bielefeld: Theseus.
Williams, M. G., Teasdale, J. D., Segal, Z. V. & Kabat-Zinn, J. (2009). *Der achtsame Weg durch die Depression.* Freiburg: Arbor.

Audio-CDs mit Achtsamkeitsübungen

Kabat-Zinn, J. & Kesper-Grossman, U. (2009). *Die heilende Kraft der Achtsamkeit* [CD]. Freiburg: Arbor.
Kornfield, J. (2007). *Meditation für Anfänger* [CD]. Göttingen: Arkana.
Lehrhaupt, L., Meibert, P. & Krudup, K. (2012). *Stress bewältigen mit Achtsamkeit. MBSR- und Achtsamkeitsübungen für jeden Tag* [CD]. München: Kösel.
Michalak, J., Heidenreich, T. & Williams, M. (2012). *Achtsamkeitsübungen für die klinische Praxis und den Alltag* [CD]. Göttingen: Hogrefe.
Thich, N. H. & Nguyen, A. H. (2008). *Geh-Meditation* [CD]. Göttingen: Arkana.

Hilfreiche Adressen und Internetseiten

MBSR-MBCT-Verband (Berufsverband der MBSR/MBCT LehrerInnen)
c/o G. Hudasch
Muthesiusstraße 6
12163 Berlin
E-Mail: kontakt@mbsr-mbct-verband.org
www.mbsr-mbct-verband.org

Deutsches Bündnis gegen Depression e.V.
www.buendnis-depression.de

Adressen von Meditationszentren

Benediktushof
Klosterstraße 10
97292 Holzkirchen
E-Mail: info@benediktushof-holzkirchen.de
www.benediktushof-holzkirchen.de

Haus der Stille
Mühlenweg 20
21514 Roseburg
E-Mail: info@hausderstille.org
www.hausderstille.org

Leben aus der Mitte – Zen-Kontemplation
Karmelplatz 3
47051 Duisburg
E-Mail: buero@zen-kontemplation.de
www.zen-kontemplation.de

Seminarhaus Engl
Engl 1
84339 Unterdietfurt
E-Mail: info@seminarhaus-engl.de
www.seminarhaus-engl.de

Waldhaus am Laacher See
Heimschule 1
56645 Nickenich
E-Mail: budwest@t-online.de
www.Buddhismus-im-Westen.de

Buddhistisches Zentrum Scheibbs
Ginselberg 12
A – 3270 Scheibbs/Neustift
Österreich
E-Mail: scheibbs@gmx.at
www.bzs.at

Felsentor, Romiti/Rigi
CH – 6354 Vitznau
Schweiz
E-Mail: info@felsentor.ch
www.felsentor.ch

Lassalle-Haus
Bad Schönbrunn
CH – 6313 Edlibach
Schweiz
E-Mail: info@lassalle-haus.org
www.lassalle-haus.org

Meditationszentrum Beatenberg
Waldegg
CH – 3803 Beatenberg
Schweiz
E-Mail: info@karuna.ch
www.karuna.ch

Buchtipps

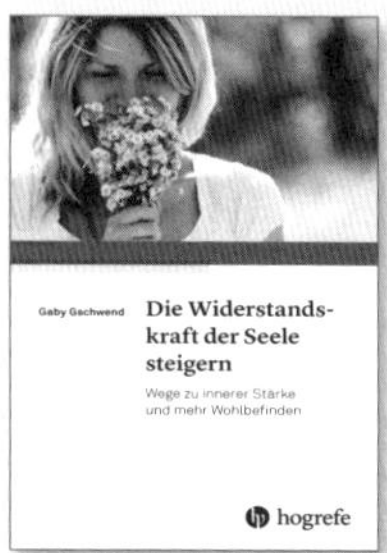

Gaby Gschwend

Die Widerstandskraft der Seele steigern

Wege zu innerer Stärke und mehr Wohlbefinden

2017, 107 Seiten,
Kleinformat,
€ 14,95 / CHF 19.90
ISBN 978-3-8017-2768-0
Auch als eBook erhältlich

Wie können die inneren Ressourcen, die Resilienz und positive Potenziale gestärkt werden, um die Gesundheit, Widerstandskräfte und das persönliche Wohlbefinden zu steigern und aufrechtzuerhalten? Das Buch will Sie dazu ermutigen, bewusst Verantwortung für das gute Gelingen Ihres Lebens zu übernehmen und aktiv zu Ihrer Gesundheit beizutragen.

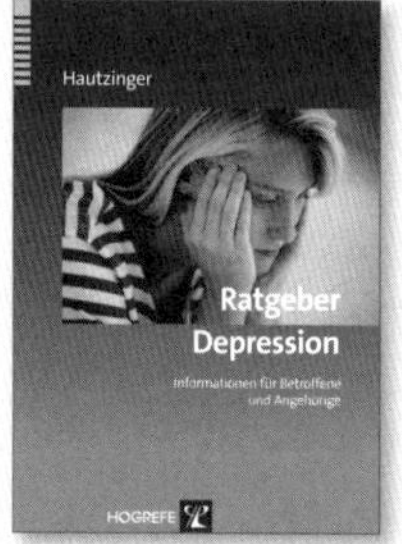

Martin Hautzinger

Ratgeber Depression

Informationen für Betroffene und Angehörige

(Ratgeber zur Reihe: „Fortschritte der Psychotherapie“, Band 13)
2006, 75 Seiten,
Kleinformat,
€ 8,95 / CHF 13.50
ISBN 978-3-8017-1879-4
Auch als eBook erhältlich

Depression ist eine häufige Erkrankung. Der Ratgeber klärt über die Beschwerden und das Krankheitsbild, die Ursachen und die Behandlungsmöglichkeiten auf. Außerdem werden Selbsthilfemöglichkeiten vorgestellt. Er hilft dabei, die eigene Krankheit bzw. die Krankheit eines Angehörigen oder Freundes besser zu verstehen.

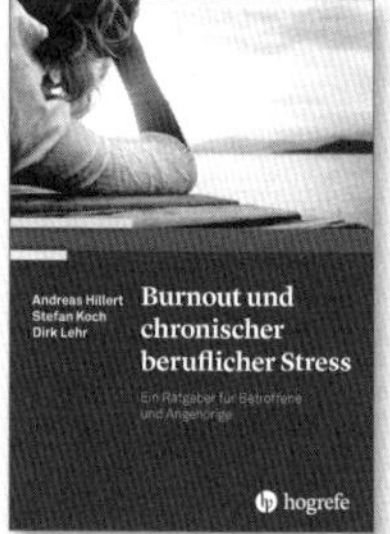

Andreas Hillert / Stefan Koch / Dirk Lehr

Burnout und chronischer beruflicher Stress

Ein Ratgeber für Betroffene und Angehörige

(Ratgeber zur Reihe: „Fortschritte der Psychotherapie“, Band 39)
2017, ca. 80 Seiten,
Kleinformat,
€ 9,95 / CHF 13.50
ISBN 978-3-8017-2833-5
Auch als eBook erhältlich

Der Ratgeber informiert über die Zusammenhänge von beruflicher Belastung sowie von Stress- und Burnouterleben. Er stellt wissenschaftlich fundierte und praktisch bewährte Strategien vor, wie chronischem Stress begegnet werden kann.

www.hogrefe.com

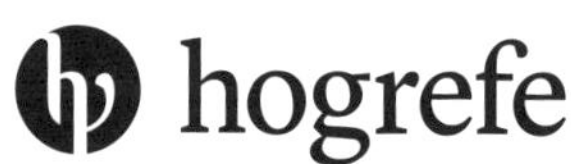